한의사가 들려주는

아이 체형
관리 공식

우리 아이 평생 체형을 위한
바른 습관 만들어 주기

한의사가 들려주는

아이 체형
관리 공식

이용현 지음

우리 아이 평생 체형을 위한
바른 습관 만들어 주기

이담북스

스마트폰을 쓰지만 스마트하지 못한 아이들

코로나 시기를 겪으면서 처음보다는 많이 나아졌지만, 많은 것이 달라졌습니다. 마스크는 일상이 되었고, 생활 패턴도 바뀌었습니다. 이것은 성인에만 해당되는 것이 아니라 아이들도 마찬가지입니다. 초등학교 때부터 아이들은 집에서 온라인으로 학교 수업을 듣고 있습니다. 그리고 스마트폰은 물론 태블릿 PC도 자연스럽게 쓰고 있습니다. 상황이 이렇다 보니 스마트기기 중독은 이제 초등학교 아이들에게도 쉽게 찾아볼 수 있게 되었습니다. 이름은 스마트폰이지만 무분별한 영상 시청, 게임으로 아이들은 오히려 스마트와는 거리가 멀어지고 있습니다.

밖에서는 항상 마스크를 하고 다니니 실외에 있는 시간보다 실내에 있는 시간이 더 많아졌습니다. 그러다 보니 한창 밖에서 뛰어놀아야 할 초등학교 시기에 실내에 가만히 앉아서 하루를 보내는 아이들이 많아졌습니다. 제일 많이 움직이고, 제일 많이 경험해야 할 시기에 실내에 갇혀서 지내는 아이들을 보면 마음이 아픕니다. 실내에 앉아 있는 시간이 많아졌다고 해서, 스마트폰을 일찍 쓴다고 해서 아이들이 예전보다 더 공부에 집중을 잘할까요? 그렇지 않습니다. 집에서 온라인 수업을 할 경우 학습 지도를 해 줄 선생님도 없고, 같이 공부할 친구들도 옆에 없습니다. 집중력이 타고난 아이가 아닌 이상 이런 환경에서는 성인도 집중하기 힘듭니다. 실제로 온라인 수업이 시작된 이후로 초등학교 아이들의 학습 격차는 훨씬 더 심해졌습니다. '수학을 포기한 자'의 줄임말인 '수포자'가 초등학교부터 늘어나기 시작했습니다. 진도를 따라가지 못하면 그냥 포기하고 마는 것입니다.

공부는 엉덩이 싸움이라는데, 엉덩이가 틀어졌다면?

성적이 안 나오는 아이의 부모님들은 아이를 더 많은 학원에 보내거나, 집에서 공부를 더 시킵니다. 억지로 어떻게든 공부 시간을 늘리려고 합니다. 그런데 애초에 오래 앉아 있지 못하는 아이는 아무리 공부를 많이 하려고 해도 할 수 없습니다. 30분 이상 앉아 있을 수 없는데 30분 이상 공부를 한다는 것은 말이 안 되죠. '공부는 엉덩이 싸움이다'라는 말이 있듯이, 오래 앉을 수 있는 습관이 중요합니다. 하지만 실외 활동 부족, 실내 활동 증가, 스마트폰 사용 시간 증가 등으로 초등학교 아이의 체형은 무너지고 있습니다. 체형이 무너지면 목, 허리, 골반에 무리가 갑니다. 그럼 오래 앉고 싶어도 오래 앉아 있을 수 없습니다. 일자 목, 거북목, 굽은 등, 척추 측만증 등 체형 문제는 더 이상 성인만의 문제가 아닙니다. 2016년 건강보험 심사평가원에 따르면 척추 측만증으로 진료받은 11만 명 중 거의 절반이 10대 청소년인 것으로 나타났습니다. 그리고 10명 중 1명은 초등학생이었습니다. 코로나 이전의 데이터가 이 정도이니 코로나 이후에 그 수는 더욱 증가했을 것입니다.

아이의 당당함은 자세에서 나옵니다.

두 아이가 걸어가고 있습니다. 한 아이는 가슴을 펴고, 앞을 보면서 당당하게 걷습니다. 또 다른 아이는 축 처진 어깨와 굽은 등에 고개를 푹 숙이고 걷습니다. 누가 자신감이 있어 보이나요? 당연히 당당하게 걷는 아이가 자신감이 있어 보이겠죠. 그런데 실제로 그렇게 '보이기만' 할까요?

하버드 대학교의 에이미 커디 심리학 교수는 자세와 마음에 관한 실험을 했습니다. 실험자를 두 그룹으로 나눴습니다. 한 그룹은 당당한 자세를 2분간 취하게 하고, 다른 그룹은 위축된 자세를 2분간 취하게 했습니다. 분석 결과 당당한 자세를 한 그룹은 자신감을 높여 주는 호르몬이 증가하고, 위축된 자세를 한 그룹은 스트레스 호르몬이 증가했습니다. 이 실험은 자세와 체형이 실제로도 마음에 큰 영향을 준다는 것을 말해 줍니다. 이렇게 체형은 성적뿐만 아니라 아이의 성격에도 아주 중요한 역할을 합니다.

아이에 대해 가장 잘 아는 사람은 의사 선생님이 아닙니다.

이런 현상은 코로나 때문이니 어쩔 수 없는 걸까요? 무조건 병원에 가야할까요? 저는 오랫동안 이런 문제를 어떻게 해결할 수 있을까 고민해 왔습니다. 병원이나 한의원, 교정 센터에 가지 않고도 아이들이 좋아질 수 있는 방법은 없을까? 답은 가까이에 있었습니다. 초등 아이의 체형 접근은 성인의 체형 접근과는 달라야 합니다. 아이에게 가장 좋은 선생님은 '엄마'라는 말이 있듯이, 아이에게 가장 좋은 의사 선생님 또한 '엄마'입니다. 이 책은 아이를 위한 책이지만 엄마를 바꾸는 책입니다. 엄마가 직접 아이의 체형을 바르게 만들어 줄 수 있는 내용을 담았습니다. 아이의 체형이 바뀌면, 아이의 인생이 달라질 것입니다.

목차

프롤로그. 스마트폰을 쓰지만 스마트하지 못한 아이들   04

PART 1   아이 체형 관리는 지금부터

중요한 터닝 포인트가 되는 초등학교   14

정신적인 독립 시기   14

자기 주도적 시기   16

습관 형성 시기   18

폭발적인 신체 성장 시기   20

초등 아이 체형이 중요한 6가지 이유   22

자세만 바꿔도 자신감이 올라간다   22

바른 자세가 성적을 좌우한다   24

체형만 바로잡아도 키가 큰다   26

삐딱한 자세는 관절의 보상 작용을 부른다   28

근육의 보상 작용은 체형을 더 틀어지게 한다   29

림프 순환 마사지는 성장을 돕는다   31

아이 체형 관리는 성인 체형 관리와 다르다   34

단기적인 체형 치료가 아이에게 효과 없는 이유   34

교정 치료와 교정 운동의 차이점   35

아이 체형에 좋은 교정 운동   37

체형 교정보다 중요한 자세 습관 교정   39

아이에게 올바른 자세를 위한 동기 부여 심어 주기   40

PART 2　엄마가 아이에게 해 주는 체형 관리법

바른 자세 습관 만들기　46

부모는 아이의 거울이다　46

습관을 바꾸는 타이밍은 따로 있다　47

나쁜 습관 한 개가 좋은 습관 열 개를 망친다　49

잔소리 없이 바른 자세 만들기　50

집에서 할 수 있는 간단한 7가지 체형 검사　58

기존 체형 검사의 한계　58

체형을 한 번에 다 볼 수 있는 검사: 만세 스쿼트　61

거북목, 굽은 등의 원인을 찾을 수 있는 검사: 벽에서 손 들기　74

한쪽 다리의 균형 능력을 체크하는 검사: 한 다리 버티기　81

한쪽 다리의 힘을 알아보는 검사: 한 다리 굽히기　84

어깨 관절 기능을 평가하는 검사: 등 만지기　89

코어 기능을 평가하는 검사: 누워서 한 다리 들기　91

근육 기능 검사와 림프 마사지: 잠든 근육 깨우기　95

PART 3　**그럼에도 교정 전문가를 찾아가야 할 때**

실패 없는 전문 기관 찾는 법　　　　　　　　　　　　144

　　이런 한의원은 피하세요　　　　　　　　　　　　144

　　이런 병원은 피하세요　　　　　　　　　　　　　146

　　이런 교정 센터는 피하세요　　　　　　　　　　　147

부록　**병원 약 70% 이상 줄일 수 있는 응급 경혈 마사지법**　150

에필로그. 엄마의 마음이 온전히 아이에게 전달되었으면 좋겠습니다　　170

PART 1

아이 체형 관리는 지금부터

중요한 터닝 포인트가 되는 초등학교

초등학교 시기는 여러 가지로 의미가 많습니다. 유치원까지는 교육보다는 보육의 의미가 컸다면, 초등학교부터는 본격적으로 교육이 시작되는 시기입니다. 동시에 단체 생활을 하게 되면서 여러 규칙과 책임을 배우고, 친구들과 어울리면서 사회생활이 시작됩니다. 이 중요한 초등학교 시기에서 체형을 반드시 바로 잡아야 하는 이유가 무엇인지 그리고 어떤 방향으로 체형을 잡아야 하는지에 대해 알아보겠습니다.

정신적인 독립 시기

항상 엄마 품에 있던 아이가 책가방을 메고 학교에 등교하는 모습을 보면 엄마는 만감이 교차합니다. 언제 이렇게 컸나 대견스럽기도 합니다. 하지만 혼자 적응을 못 해 힘들어 하진 않을지, 애타게 엄마를 찾진 않을지 걱정도 됩니다. 어린이집과 유치원도 다녔지만 초등학교가 가진 의미가 크기에 새롭게 걱정이 되는 건 사실입니다.

초등학교는 아이에게 있어서 첫 사회생활의 시작입니다. 학교생활 규칙도 지켜야 하고, 선생님 말씀도 들어야 하고, 친구들과도 어울려 놀아야 합니다. 더 어렸을 때는 하나부터 열까지 엄마가 다 챙겨 줬지만, 이제는 아이 스스로 해 나가야 할 일들이 늘어납니다. 그 과정 속에서 아이는 독립심이 자라납니다.

여기서 독립심이 건강하게 자라나느냐, 불편하게 자라나느냐가 중요합니다. 건강한 독립심은 엄마의 믿음과 격려 속에서 자라나는 독립심입니다. 내가 스스로 해낼 수 있다는 자신감이 있고, 나를 응원해 주는 부모님이 있다는 믿음이 있습니다. 건강한 독립심이 있는 아이는 어려운 상황에도 포기하지 않고 끝까지 노력하는 끈기가 있습니다. 불편한 독립심은 정반대입니다. 혼자 하려고 하는 건 마찬가지지만, 엄마의 믿음과 격려가 바탕이 되지 않습니다. 엄마의 말은 듣지 않고, 오히려 정반대로 행동하려고 하는 반항심이 있습니다. 쉽게 말해 그냥 마음대로 행동하는 아이가 됩니다. 끈기가 없기 때문에 조금만 힘들거나 하기 싫으면 금방 포기하고 맙니다.

건강한 독립심을 키우기 위해서는 어떻게 해야 할까요? 걱정되는 마음에 엄마가 계속해서 챙겨 준다면 아이는 독립심이 자라는 것이 아니라 오히려 엄마 의존도가 커집니다. 그렇다고 아이를 방치하면 불편한 독립심이 생기겠죠. 아이가 혼자서 할 수 있도록 기다려 주면서 지켜봐야 합니다. 그리고 아이가 도움을 요청할 때 그때 도와줘야 합니다. 아이가 혼자 해냈다면 아낌없는 칭찬과 격려를 해 줘야 합니다.

그럼 건강한 독립심과 체형은 무슨 관계가 있을까요? 초등학교까지는 엄마가 옆에서 아이의 자세를 지적하고 고쳐줄 수 있습니다. 하지만 이후에는 결국 아이 스스로 자세를 바르게 잡을 수 있어야 하는데, 이때 건강한 독립심이 갖춰져야 합니다. 불편한 독립심이 생겨 버리면 엄마의 말은 잔소리로 듣고, 자세도 마음대로 할 것이기 때문입니다. 결국 초등학교 시기의 엄마 역할은 앞으로 아이가 쭉 스스로 바른 자세를 할 수 있도록 옆에서 도와주는 것입니다.

이 시기를 놓치면 아이의 체형을 바로 잡는 건 사실상 힘듭니다. 아이는 커 갈수록 집보다 밖에 있는 시간이 많아지고, 외부의 환경에 영향을 더 많이 받게 됩니다. 그전에 꼭 아이에게 올바른 독립심을 심어 주고, 바른 자세 습관을 만들어 주는 것이 중요합니다.

자기 주도적 시기

독립심은 단순히 도움 없이 혼자 하려고 하는 마음입니다. 그리고 자기 주도적인 것은 좀 더 고차원적인 개념입니다. 말 그대로 스스로 주도적으로 행동하는 것이기 때문에 행동에 대한 책임감을 가지는 것을 말합니다. 특히 자세에 있어서도 자기 주도적인 것이 중요합니다. 스스로 바른 자세를 만들고, 자세를 잡는 습관이 몸에 베인다면 평생 바른 자세를 가질 수 있습니다. 그리고 바른 자세는 올바른 학습 자세를 가지는 것으로 연결될 수 있습니다. 이는 훈련을 통해 서서히 키워 나가야 하는데, 이 능력을 준비할 수 있는 시기가 바로 초등학교 시기입니다.

이를 위해서는 학습 이외에 생활 패턴부터 잡아야 합니다. 아침에 일어나고, 세수하고, 옷 입고, 신발 신고, 밖에 나갔다 들어오면 손 씻기, 옷 벗어서 자리에 두기 등등 모든 생활 패턴을 하나씩 스스로 할 수 있도록 엄마가 도와줘야 합니다. 이전에는 하나부터 열까지 엄마가 도와줬기 때문에, 갑자기 모든 것을 아이 스스로 한다는 건 불가능합니다. 천천히 가장 쉬운 것부터 하고, 엄마가 하는 모습을 옆에서 보여 주는 것으로 시작합니다. 그리고 아이가 스스로 해내는 성취감을 느낄 수 있도록 도와주는 것이 중요합니다.

기본적인 생활 패턴이 잡히면 그 이후에 바른 자세도 자기 주도적으로 할 수 있도록 하나씩 잡아갈 수 있습니다. 자기 주도적인 자세는 단순히 바른 체형 잡는 것을 말하는 것이 아닙니다. 아이에게 바른 학습 자세까지 만들어 줄 수 있습니다. 바른 학습 자세는 나중에 사회생활까지 영향을 미칩니다. 이렇게 어릴 때 잡힌 자기 주도적 습관은 앞으로 아이가 사회에 나가서 살아가는 모든 부분에 영향을 미칩니다.

습관 형성 시기

"세 살 버릇 여든 간다"라는 말이 있습니다. 그만큼 어렸을 때 습관이 오랫동안 영향을 준다는 말입니다. 사실 세 살 버릇보다 더 중요한 것이 초등학교 습관입니다. 초등학교 때 크게 주변 환경이 바뀌고, 이후에는 계속 비슷하게 흘러가기 때문에 초등학교 때의 습관이 평생 습관이 됩니다.

같은 의미로 중요한 것이 바로 '자세 습관'입니다. 삐딱하게 앉는 자세, 팔자로 걷는 자세, 구부정하게 서 있는 자세 등 평소 하는 자세에도 습관이 있는데, 자세 습관이 틀어져 있으면 자연스럽게 체형도 틀어질 수밖에 없습니다. 10살부터 삐딱하게 앉는 자세가 습관이 된 아이는 10년 후 20살에는 더 자세가 안 좋아져 있고, 척추도 더 틀어져 있을 수밖에 없겠죠. 그렇게 틀어진 척추는 나이가 들면 들수록 더 심해지고 약해집니다. 그럼 결국 협착증, 디스크로 이어집니다. 그래서 바른 체형을 위해서는 바른 자세 습관이 가장 중요합니다.

습관은 좋은 습관이 있고, 나쁜 습관이 있습니다. 좋은 습관이 없다면 만들어야 하고, 나쁜 습관이 있다면 없애야 합니다. 그렇게 할 수 있는 마지막 시기가 초등학교 시기입니다. 이후에는 시간이 지날수록 습관을 바꾸는 것이 굉장히 힘듭니다. 성인의 습관을 바꾸는 것이 얼마나 힘들고 어려운지 우리는 이미 알고 있습니다. 지금 이 사실을 깨닫고 습관을 잘 만들어 주는 것만으로도 아이의 인생을 바꿔줄 수 있습니다. 그런데 습관을 바꾸려고 할 때 대부분 착각하는 것이 있습니다. 바로 마음가짐이 습관을 바꿀 수 있다고 생각하는 것입니다. 그래서 습관이 안 바뀌면 아직 마음가짐이 제대로 안 되어 있다고 생각하거나, 의지력이 약하다고 생각합니다. 습관은 무의식중에 나오는 버릇과 비슷합니다. 의식적인 행동이 무의식적인 행동까지 이어지기 위해서는 단순한 의지로는 불가능합니다.

습관을 바꾸려고 할 때 반드시 명심해야 할 한 가지는 '습관은 훈련'이라는 것입니다. 뇌에서 자연스럽게 받아들이려면 오랫동안 의식적으로 반복해야 합니다. 짧게는 몇 달, 길게는 수년까지 걸릴 수도 있습니다. 그만큼 훈련이라는 생각을 가지고 있어야 합니다. 습관을 바꾸는 자세한 내용은 'PART 2. 엄마가 아이에게 해 주는 체형 관리법'에서 더 자세히 다루도록 하겠습니다.

아이가 초등학교 이전에 가지고 있던 습관은 아기 때부터 이어져 온 것이고, 그렇게 오래된 것이 아니기 때문에 충분히 습관을 새로 다듬을 수 있습니다. 우리 아이가 어떤 모습으로 컸으면 좋겠다는 '미래상'이 있다면, 그 모습의 토대가 되는 것이 바로 초등학교 시기입니다.

폭발적인 신체 성장 시기

초등학교 고학년이 되면 2차 성징이 일어납니다. 2차 성징은 개인차가 있지만 남자아이의 경우 11세~13세, 여자 아이의 경우 10세~12세에 시작하여 16세~19세까지 일어나는 폭발적인 성장 시기입니다. 단순히 키만 크는 것이 아니라 호르몬 변화가 일어나기 때문에 남자아이는 몸에 체모가 늘어나고, 수염이 생기고, 근육이 발달합니다. 여자 아이는 골반이 벌어지기 시작하며, 엉덩이가 커지고, 초경을 경험합니다. 남자는 남자답게, 여자는 여자답게 바뀌는 시기입니다.

이 시기에 제대로 된 영양소를 섭취하지 못하거나 체형이 틀어져 있는 경우에는 제대로 된 성장이 이뤄지지 못합니다. 그리고 이 시기를 놓치면 성장은 멈추게 되죠. 아마 요즘 시대에는 아이가 밥을 굶어서 키가 못 크는 경우는 많지 않을 겁니다. 오히려 영양제, 보약까지 챙기면서 아이의 성장에 신경을 쓰는 부모님들이 많습니다. 그런데 대부분 부모님들이 놓치고 있는 것이 있습니다. 바로 체형입니다. 흔히 체형 교정이라고 하면 성인이 되어서 교정한다고 생각하는 경우가 있습니다. 오히려 그 반대입니다. 골격과 근육이 폭발적으로 자라는 이 시기에 체형이 틀어져 있으면 자라면서 더 틀어지게 됩니다. 거북목인 아이는 거북목이 더 심해지고, 척추가 틀어져 있는 아이는 척추가 더 틀어지게 됩니다.

특히 중학교, 고등학교를 거치면서 의자에 앉아 있는 시간이 점점 늘어나기 때문에 척추를 바로 잡는 것이 아주 중요합니다. 2016년 건강보험 심사평가원에 따르면 척추 측만증으로 진료받은 11만 명 중 거의 절반이 10대 청소년인 것으로 나타났습니다. 실제 저희 한의원에 찾아오는 환자 중에서도 10대 디스크 환자가 꽤 많이 늘어났습니다. 앉아 있는 습관대로 척추가 굳어지기 때문에 성인 질환으로만 생각했던 척추 질환도 10대에 충분히 나타날 수 있는 것입니다. 초등학교 때 조금 틀어진 체형을 방치하는 것으로도 평생을 힘들게 만들 수도 있습니다.

초등학교 습관이 '평생 습관'이 되는 것처럼, 초등 아이의 체형이 '평생 체형'이 됩니다. 이젠 단순히 성장만 신경 쓸 것이 아니라 '바른 성장'을 신경 써야 할 때입니다.

초등 아이 체형이 중요한 6가지 이유

자세만 바꿔도 자신감이 올라간다

자세를 바꾸면 자신감이 올라간다는 말, 어떻게 생각하시나요? 예를 들어 보겠습니다. 두 아이가 걸어가고 있습니다. 가슴을 펴고 앞을 보면서 당당하게 걷는 아이와 고개를 푹 숙인 채 땅을 보면서 걷는 아이. 누가 더 자신감이 있어 보일까요? 당연히 바른 자세로 걷는 아이가 자신감이 있어 보일 겁니다. 그런데 이것이 단순히 자신감 있어 보이는 것이 아니라, 실제로 자신감이 올라간다는 사실이 연구 결과로 밝혀졌습니다.

하버드 대학교 에이미 커디 교수가 했던 유명한 실험이 있습니다. 실험 내용은 다음과 같습니다. 에이미 교수는 실험자를 두 그룹으로 나눴습니다. 첫 번째 그룹은 어깨를 펴고, 허리를 바르게 세운 일명 '하이 파워' 자세를 2분간 취하게 했습니다. 두 번째 그룹은 팔짱을 끼고 힘없이 웅크린 일명 '로우 파워' 자세를 2분간 취하게 했습니다. 실험 전후 실험자들의 타액을 분석해 본

결과, 하이파워 자세를 한 첫 번째 그룹은 자신감을 높여주는 호르몬인 테스토스테론이 20% 증가했으며, 스트레스 호르몬인 코르티솔이 25% 감소했습니다. 그리고 로우 파워 자세를 한 두 번째 그룹은 첫 번째 그룹과 정확히 반대의 결과가 나왔습니다.

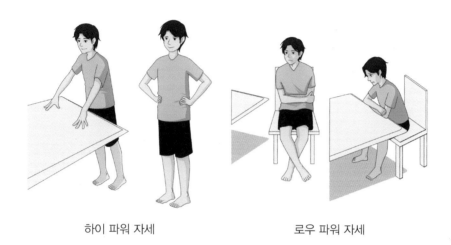

하이 파워 자세　　　　　　　　　　로우 파워 자세

　이는 자세를 바꾸는 것만으로도 실제로 자신감을 키울 수 있다는 것을 증명하는 실험이었습니다. 자신감이 가장 중요한 시기는 바로 초등학교 시기입니다. 어릴 때 느끼고 받아들이는 자존감이 평생을 좌우하기 때문입니다. 그래서 아이의 자세를 바꾸는 것만으로 아이의 자신감을 키울 수 있고, 두려움, 스트레스를 줄일 수 있습니다. 바른 자세로 바른 체형을 잡아 주는 것, 초등 아이 혼자서는 힘듭니다. 그래서 엄마가 항상 옆에서 아이의 체형을 바로 잡아 주는 것이 중요합니다.

바른 자세가 성적을 좌우한다

샌프란시스코 주립대학에서 수학 성취도와 신체 자세의 상관관계에 대해 진행한 연구가 있습니다. 학생들을 대상으로 의자에 앉아 구부정하게 앉은 자세와 어깨를 펴고 바르게 앉은 자세, 2가지 자세로 나눠 수학 문제를 풀게 했습니다. 그 결과, 과반수 이상의 학생들이 바른 자세로 수학 문제를 푸는 것이 더 쉬웠다고 답했습니다. 연구를 진행한 에릭 페퍼 교수는 구부정한 자세는 두뇌 기능에 영향을 미쳐 명확하게 생각하는 것을 방해한다고 말했습니다.

자세와 성적의 관계에 대한 근거는 또 있습니다. 대부분 오랜 시간 책상에 앉아 있게 되면 허리를 숙이고 얼굴도 책상에 푹 숙이는, 구부정한 자세를 취하는 경우가 많습니다. 허리를 점점 앞으로 숙일 경우 척추에 받는 압력은 점점 증가합니다.

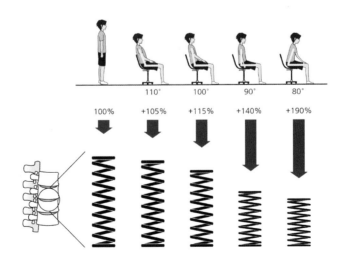

아래 그림을 보면 허리 각도를 80도만 숙여도 서 있을 때의 2배에 가까운 압력이 허리 디스크에 전달됩니다. 그런데 만약 책상에 고개를 푹 숙이고 공부를 한다면? 3배, 4배 이상의 압력이 가해집니다.

척추에 압력이 많이 가해지면 어떻게 될까요? 사람의 뇌는 몸 크기의 20분의 1이지만, 전체 산소 소비량의 4분의 1을 사용합니다. 그래서 뇌세포로 들어가는 혈액의 산소가 지능을 결정합니다. 뇌세포에 많은 혈액이 공급될수록 뇌세포가 활동을 많이 할 수 있고, 뇌기능도 좋아집니다. 뇌기능이란 인지력, 기억력, 판단력, 사고력, 분석력 등 모든 지적 기능을 말합니다.

그런데 척추에 과도한 압력이 가해지면 머리로 전달되는 혈액 순환에도 문제가 생깁니다. 호스가 눌려 있으면 물이 잘 흐르지 않는 것과 마찬가집니다. 뇌로 가는 혈액 순환이 정체되니 뇌로 전달되는 산소도 정체됩니다. 그럼 집

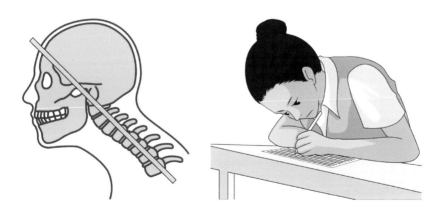

중력, 판단력, 기억력 등 공부에 필요한 지적 능력이 떨어질 수밖에 없습니다. 이런 상태에선 좋은 성적을 받으려야 받을 수가 없는 거죠.

혹시 우리 아이가 의자에 오래 앉아 있는 걸 불편해하진 않나요? 무작정 집중력이 떨어졌다고 강제로 더 앉아서 공부하라고 잔소리한 적은 없으신가요? 그전에 아이의 체형부터 살펴보세요. 만약 골반이나 척추가 틀어지면 오래 앉아 있는 것이 힘듭니다. 공부는 엉덩이 싸움입니다. 1시간 공부하려면 1시간 앉아 있을 수 있어야 합니다. 그런데 체형이 틀어지면 오래 앉아 있을 수 없으니 당연히 공부에 집중할 수 있는 시간도 줄어듭니다. 1시간 이상 편하게 앉을 수 있는 아이와 10분도 앉아 있기 힘들어하는 아이. 누가 좋은 성적을 받을 수 있을까요?

체형만 바로잡아도 키가 큰다

초등학생 자녀를 둔 엄마가 가장 많이 신경 쓰는 것 중 하나가 바로 성장입니다. 또래에 비해 키가 작거나 몸무게가 덜 나가면 신경이 많이 쓰입니다. 이런 걱정에 하나라도 더 먹이고, 하나라도 더 신경 쓰게 됩니다. 몸에 좋다는 음식이나, 영양제, 한약, 녹용도 챙겨줍니다.

대부분 부모님들이 성장이 더딘 아이들에게 신경 쓰는 것은 '영양'입니다.

하나라도 더 좋은 걸 먹이고 싶은 거죠. 그런데 여기서 간과하는 것이 있습니다. 바로 체형입니다. 체형은 키에도 아주 중요한 영향을 미칩니다. 몸이 틀어지면 틀어진 쪽은 뼈와 근육에 영양 공급이 제대로 안 됩니다. 그럼 성장도 제대로 안 되겠죠. 그래서 만약 아이가 왼쪽으로 몸이 틀어졌다면, 키가 크면서 왼쪽으로 더 많이 틀어지게 됩니다. 만약 척추가 틀어져 있는 상태라면 몸 전체의 순환계, 신경계에 영향을 미칩니다. 그래서 가장 키가 많이 클 수 있는 시기에도 또래에 비해 성장하는 속도가 느려집니다.

그리고 체형이 틀어졌다고 하면 단순히 겉모습만 틀어졌다고 생각하기 쉽습니다. 하지만 오장육부도 틀어집니다. 우리가 산이나 공기 좋은 곳에서 심호흡을 할 때 어떻게 하나요? 가슴을 쭉 펴고 팔을 벌려 공기를 마십니다. 실제로 폐가 확장되면서 최대한 많은 공기를 한 번에 마실 수 있는 자세입니다. 반대로 고개를 푹 숙이고 웅크리면 심호흡이 잘 되지 않습니다. 이렇게 자세는 실제로 오장육부 기능에 영향을 미칩니다.

자세가 틀어지면 오장육부의 기능도 떨어집니다. 이 상태에서 2차 성징이 시작되면 오장육부의 기능도 제대로 성장을 할 수가 없습니다. 그래서 어릴 때부터 소화가 잘 안 되거나 심폐 기능이 약하면 성인이 되어도 이어지는 경우가 많습니다. 이 시기에 바른 자세로 바른 몸을 만들어 주면 키만 쑥쑥 크는 것이 아니라 위장, 심폐 기능 등 오장육부 기능도 훨씬 더 좋아질 수 있습니다.

삐딱한 자세는 관절의 보상 작용을 부른다

"첫 단추가 중요하다"는 말이 있습니다. 첫 단추를 잘못 채우면 그 뒤에는 연달아서 잘못 채워질 수밖에 없습니다. 그대로 계속 가면 결과물은 더 엉뚱하게 나오겠죠. 이를 바로잡으려면 결국 단추를 모두 다 풀어야 합니다. 그만큼 첫 시작이 중요하다는 뜻입니다.

우리 몸도 마찬가지입니다. 척추가 한 군데가 틀어지면, 그곳만 틀어지는 것이 아니라 나머지도 모두 틀어질 수밖에 없습니다. 블록 쌓기를 예로 들어 보겠습니다. 넘어지지 않고 블록을 계속 쌓아 올린다고 가정합시다. 블록이 왼쪽으로 쏠리면 무게 중심이 왼쪽으로 갑니다. 계속 왼쪽으로 쌓으면 블록은 무너지겠죠. 무너지지 않으려면 반대인 오른쪽으로 블록을 쌓아야 합니다. 그럼 무게 중심이 오른쪽으로 이동하겠죠. 다시 중심을 찾고 블록은 무너지지 않습니다.

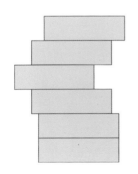 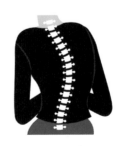 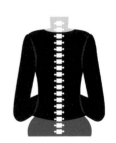

블록은 무너지지 않고 중심을 찾았지만 겉으로 보기엔 어떤가요? 왼쪽으로 한 번, 오른쪽으로 한 번, 두 번이나 틀어졌습니다. 처음 불균형을 바로잡기 위해 또 다른 불균형이 생겨 버렸습니다. 이것을 '관절의 보상 작용'이라고 합니다. 후천적으로 척추 측만이 발생하는 원리입니다.

특히 앉을 때 삐딱하게 앉는 습관이 있는 아이의 경우, 골반이 먼저 틀어지면서 허리의 척추가 무너지기 시작합니다. 그러면서 연쇄적으로 척추가 좌우로 틀어지게 됩니다. 그럼 척추 측만증이 생기게 됩니다. 실제로 10대의 척추 측만증은 계속 늘어나고 있습니다. 그리고 측만증이 있는 10대는 20대가 되면 디스크, 협착증까지 생깁니다. 그럼 결국 평생 척추 질환으로 고생하는 삶을 살게 됩니다.

근육의 보상 작용은 체형을 더 틀어지게 한다

A와 B라는 두 사람이 각자 맡은 업무가 있습니다. 그런데 언제부턴가 A가 일을 대충 하기 시작했습니다. 그럼 B는 A가 해야 할 일을 떠맡게 됩니다. 그래도 어떻게든 일은 합니다. 일을 대충 하는 A는 본인이 일을 안 해도 운영이 되는 걸 보고 요령이 생겨 점점 더 일을 안 하기 시작합니다. B는 할 일이 점점 늘어납니다. 결국 B는 과도한 업무로 몸살이 나고 맙니다.

위에서 말한 사람을 근육으로 바꿔 보겠습니다. 온라인 수업, 줄어든 야외 활동 등으로 아이들은 앉아 있는 시간이 늘어났습니다. 사람은 앉아 있는 동안에는 엉덩이 근육을 쓰지 않습니다. 심지어 앉아 있는 자세에서는 엉덩이 근육이 늘어나 있는 상태죠. 이렇게 계속 앉아만 있게 되면 엉덩이 근육은 점점 기능이 떨어집니다. 결국 엉덩이 근육은 완전히 기능을 잃어버립니다. 이를 '엉덩이 기억 상실증'이라고 합니다. 그리고 엉덩이 근육의 역할은 허리가 대신하게 됩니다. 그래서 허리 통증이 생기게 됩니다. 여기서 일을 안 하는 A가 엉덩이 근육, 일을 무리하게 하는 B가 허리가 됩니다. 이렇게 특정 근육이 기능을 잃어버리고, 다른 근육이 일을 대신하게 되는 것을 '근육의 보상 작용'이라고 합니다.

사실 이것은 아이만의 문제가 아닙니다. 성인도 마찬가지입니다. 하지만 아이의 경우 2차 성징을 하면서 동시에 근육도 가장 많이 성장하기 때문에 이때 근육의 기능이 제대로 작동되지 않으면 성장 후에는 근육의 기능이 더 작동하지 않게 됩니다. 특히 중학교, 고등학교로 올라갈수록 앉아 있는 시간이 많아지기 때문에 엉덩이 근육의 기능은 더더욱 잃어버리기 쉽습니다. 10대에 잃어버린 엉덩이의 기능이 성인이 되면 저절로 다시 좋아질 수 있을까요? 절대 그렇지 않습니다. 오히려 보상 작용이 심해지면서 체형은 더 틀어지게 됩니다. 반대로 어렸을 때 기억이 잘 되어 있는 근육은 성인이 돼서도 기능을 잃어버리지 않습니다. 그래서 초등학교 때의 체형 관리가 더더욱 중요합니다.

모든 근육이 기능을 잃는 것은 아닙니다. 기능을 잘 잃어버리는 근육은 따로 있습니다. 해당 근육의 기능을 검사하고, 깨우는 방법은 'PART 2. 엄마가 아이에게 해 주는 체형 관리법'에서 자세하게 다룰 것입니다.

림프 순환 마사지는 성장을 돕는다

흔히 순환이라고 하면 혈액 순환을 떠올립니다. 하지만 건강과 체형에 중요한 건 림프 순환입니다. 혈액 순환을 상수도라고 하면 림프 순환은 하수도입니다. 노폐물을 운반하는 역할을 하기 때문입니다. 세포로부터 노폐물, 독성 물질을 수거하여 이를 처리해 줄 간으로 운반합니다. 그리고 림프는 면역에도 중요한 역할을 합니다. 몸이 안 좋으면 임파선이 붓는다는 말을 들어 보셨을 겁니다. 이 임파선은 다른 말로 림프절이라고 합니다. 림프절은 목, 겨드랑이, 사타구니 근처에 분포해 있습니다. 림프절에는 림프구, 백혈구 등 면역 관련 물질들이 모여 있습니다. 림프액이 운반해 온 노폐물 중 세균, 바이러스 등을 림프절에 있는 면역 물질들이 처리하게 됩니다. 이 면역 반응이 활발하게 일어나는 신호가 임파선이 붓는 것입니다. 이렇게 림프 순환은 체내 곳곳의 오염된 체액을 깨끗하게 해 줍니다. 그리고 세포와 바이러스를 없애는 면역 활동을 합니다. 결과적으로 세포가 정상적으로 기능할 수 있도록 좋은 환경을 제공하는 것입니다.

만약 림프 순환이 원활하지 못하면 어떻게 될까요? 세포 순환이 정체되고, 영양분 공급과 노폐물 제거가 안 됩니다. 그래서 해당 조직의 림프 순환이 되지 않으면 해당 조직의 기능이 저하됩니다. 조직은 근육이 될 수도 있고, 장기가 될 수도 있습니다. 허리 근육의 기능이 약해질 수도, 위장의 기능이 약해질 수도 있습니다. 그럼 림프 순환을 어떻게 하면 좋아지게 할 수 있을까요? 간단합니다. 잘 먹고 잘 움직이면 됩니다. 대부분 부모님들이 먹는 건 신경을 잘 쓰지만, 아이들이 활동적으로 움직이는 것에는 소홀히 하는 경우가 많습니다. 학업에만 신경 쓰는 나머지 여기저기 학원을 다니느라 아이들이 움직이는 시간은 점점 줄어들고 있습니다.

아무리 잘 먹어도 움직이지 않으면 림프 순환은 제대로 이뤄지지 않습니다. 이건 아이뿐 아니라 성인도 마찬가지입니다. 하지만 아이는 아직 성장할 여지가 많기 때문에 더욱더 움직이는 것이 중요합니다. 림프 순환이 안 되는 조직은 실제로 영양 공급과 노폐물 배출이 안 되기 때문에 성장도 더딥니다. 원래 10만큼 성장할 것이 5밖에 성장이 안 되는 것입니다.

림프 순환을 통해 체형을 잡는 방법은 조금 다릅니다. 어느 부분이 틀어져 있는지 알고, 틀어진 부분만을 바르게 교정해야 하기 때문에 테크닉이 필요합니다. 우리 몸에는 각각의 근육과 연결되어 있는 림프절이 있습니다. 이를 '림프 반사점'이라고 부릅니다. 예를 들어, 엉덩이 근육의 경우 허벅지 바깥쪽에 림프 반사점이 있습니다. 그럼 허벅지 바깥쪽을 잘 풀어 주면 엉덩이 근육의 기능이 돌아오게 됩니다.

이런 식으로 근육의 림프 반사점들을 풀어 주면, 해당 근육의 림프 순환을 좋아지게 할 수 있습니다. 각 근육에 대한 검사 방법, 림프 반사점을 푸는 방법은 'PART 2. 엄마가 아이에게 해 주는 체형 관리법'에서 자세하게 다루도록 하겠습니다.

아이 체형 관리는 성인 체형 관리와 다르다

단기적인 체형 치료가 아이에게 효과 없는 이유

'치료받을 땐 괜찮았는데 시간 지나면 다시 돌아가더라.'

이런 경험 누구나 한 번쯤은 있을 겁니다. 이유는 다양합니다. 애초에 근본 원인이 해결 안 된 경우도 있고, 해결은 되었으나 생활 습관으로 인해 다시 돌아가는 경우도 있습니다. 이유야 어쨌든 다시 재발이 되는 걸 바라고 치료받는 사람은 없을 것입니다.

아이의 체형 교정은 어떨까요? 몇 달 치료하면 체형이 바로 잡힐 수는 있습니다. 하지만 아이의 체형 교정 치료는 시간이 지나면 무조건 돌아오게 되어 있습니다. 왜 그럴까요? 성인은 성장이 끝났기 때문에 골격의 변화가 없습니다. 하지만 아이는 계속해서 성장하고 있기 때문에 골격도 계속해서 변합니다. 그래서 지금 체형을 바르게 교정해도 골격이 변하면 다시 틀어지게 됩니다. 그렇다고 아이 체형 교정 치료가 효과가 없고 의미가 없다는 것은 아닙니다. 체형이 심하게 틀어져 있다면 전문가의 치료가 필요한 경우도 있습니다. 다만 교정 후에 반드시 체형 관리를 해서 교정된 상태를 유지해 줘야 합니다. 결국 아이 체형은 '관리'가 핵심입니다.

하지만 엄마가 전문가가 아닌 이상 집에서 관리를 하기는 힘듭니다. 그럼 병원에 가야겠죠. 아이가 크는 내내 병원에서 관리를 받는다면? 교정 비용을 10만 원으로 잡고 일주일에 1번, 한 달에 4번만 간다고 가정해 보겠습니다. 그럼 1년에 48번, 여기서 초등학교 1학년부터 6학년, 6년만 잡아도 288번입니다. 어림잡아도 3천만 원 이상 돈이 들어갑니다.

왜 우리는 이런 교정 치료를 병원에만 의존해야 할까요? 엄마가 전문가가 아니기 때문이죠. 해결책은 간단합니다. 엄마가 전문가가 되면 됩니다. 엄마가 아이의 체형 관리를 해 줄 수만 있다면 아이 체형 관리는 집에서도 충분합니다. 그런데 어떻게 엄마가 전문가가 될 수 있을까요?

교정 치료와 교정 운동의 차이점

교정 치료와 교정 운동은 다른 것일까요? 다르다면 아이에게 맞는 것은 무엇일까요? 교정 치료는 병원에서 하는 도수 치료, 추나 치료 등을 말합니다.

받는 사람은 가만히 누워 있거나 앉아 있고, 전문가가 알아서 해 주는 것입니다. 받는 사람이 따로 할 것은 없습니다. 가만히 있기만 하면 됩니다. 수동적인 개념입니다.

그에 반해 교정 운동은 말 그대로 운동이기 때문에 받는 사람이 가만히 있는 것이 아니라 직접 몸을 움직여야 합니다. 정확한 자세로 해야 합니다. 그래서 받는 사람이 계속해서 신경 쓰고, 노력해야 합니다. 능동적인 개념입니다.

이 중에서 성인에게 적합한 교정 방법은 '교정 운동', 아이에게 적합한 교정 방법은 '교정 치료'입니다. 이유는 간단합니다. 아이가 교정 운동을 제대로 하기엔 동작이 너무 어렵기 때문입니다. 교정 운동은 동작 하나하나를 신경 써서 해야 합니다. 그런데 어린아이의 경우 인지 능력이 부족합니다. 그래서 교정 운동 동작을 제대로 하기가 힘들고, 지속적으로 하는 것도 힘듭니다. 전문가가 1:1로 계속 붙어서 봐 주지 않는 한 집에서 관리하는 것도 불가능합니다. 그래서 아이의 체형 관리는 교정 치료로 시작하고, 아이가 중학생이 되면 교정 운동을 시작하는 것이 좋습니다.

교정 운동은 동작을 정확하게 하지 못하면 효과가 없을 뿐 아니라 오히려 체형이 더 틀어질 수도 있습니다. 그래서 엄마가 집에서 교정 운동을 시키는 것은 너무 어렵습니다. 교정 치료도 쉽지는 않습니다. 하지만 간단한 교정 치료는 집에서도 충분히 엄마가 직접 하는 것이 가능합니다. 집에서 아이에게 마사지를 하는 것도 체형 관리 중 하나가 될 수 있습니다. 하지만 이 책에서는 마사지보다 10배 더 효과적이고 쉬운 체형 관리 방법을 소개해 드리려고 합니다.

아이 체형에 좋은 교정 운동

아이가 교정 운동을 하기 어렵다고 해서 운동을 할 필요가 없는 것은 아닙니다. 오히려 가만히 있으면 체형이 틀어질 가능성이 높습니다. 종목과 상관없이 어떤 운동이든 안 하는 것보다 하는 것이 훨씬 좋습니다. 잘 움직이기만 해도 체형이 틀어지는 것을 막을 수 있습니다. 체형 관리는 집에서 하고, 밖에서는 치료가 아닌 직접적으로 몸을 움직일 수 있는 운동을 하는 것을 더 추천합니다.

2차 성징을 앞둔 초등학생의 경우 정말 말 그대로 하루가 다르게 크는 시기입니다. 수동적으로 잡고, 늘려 주는 치료는 그때뿐입니다. 왜냐하면 크면서 계속 체형이 바뀌기 때문입니다. 오늘 체형을 수동적으로 조절해 봤자 일주일 뒤에는 또 그만큼 성장해 있기 때문에 다시 새로 조절해야 합니다. 그래서 조절하는 것 자체에 큰 의미가 없습니다.

오히려 직접 움직이는 운동을 통해서 지속적으로 근육과 관절을 골고루 쓰는 것이 좋습니다. 그런데 어린아이의 경우 강제로 시켜서 하는 운동은 스트레스를 주기 때문에 오래 지속하지 못합니다. 즉, 교육을 위한 운동이 아니라 놀이를 위한 운동이 필요합니다.

어떤 운동이 좋을까요? 이 시기에 운동은 '즐길 수 있어야' 합니다. 뭔가를 참고 억지로 하는 행동이 아니어야 합니다. 이미 아이는 학교, 학원에서 공부로 스트레스를 받고 있기 때문에 운동은 훈련이 아니라 놀이가 되어야 합니다. 꾸준히 할 수 있도록 특정 운동을 시키는 것보다는 아이가 좋아하는 운동을 찾아서 재미를 느낄 수 있도록 해 주세요. 어떤 운동이든 상관없습니다. 팔다리를 골고루 움직이는 동작이라면 뭐든지 좋습니다. 아이마다 좋아하는 운동, 장소, 동작이 다르므로 아이와 충분한 대화를 통해 재미를 느낄 수 있도록 해 주세요. 운동을 통해 스트레스를 풀 수 있도록 만들어 주는 것이 중요합니다.

아이가 운동에 재미를 붙일 수 있는 가장 쉽고 완벽한 조건이 있습니다. 바로 '엄마'입니다. 엄마와 함께한다면 어떤 것이든 아이는 좋아할 것입니다. 엄마는 아이와 같이 운동을 하면서 아이와 유대감도 쌓을 수 있고, 몸매 관리도 할 수 있다는 장점이 있습니다. 그래서 엄마와 아이가 함께 즐길 수 있는 운동을 찾으면 더욱 좋습니다. 그리고 운동을 통해 아이가 훨씬 더 건강해지고 예뻐질 수 있다고 항상 칭찬을 해 주세요. 엄마의 칭찬이 아이에게 가장 큰 보상이 됩니다. 그리고 그 보상이 쌓일수록 운동에 더 재미를 붙일 수 있습니다. 명심하세요. 아이에게 습관이 되어야 비로소 운동의 효과가 나타납니다.

체형 교정보다 중요한 자세 습관 교정

그럼 당장 아이에게 교정 치료를 시켜야 할까요? 아닙니다. 먼저 자세 습관을 교정해야 합니다. 앉기, 눕기, 서기, 걷기 등 기본 동작은 하루에만 수십 번 반복합니다. 그래서 이런 동작들이 평생의 체형을 좌우합니다. 아무리 체형 교정을 열심히 해도 평소 자세 습관이 틀어지면 결국 틀어지게 됩니다. 삐딱하게 서 있기, 틀어지게 앉기, 엎드려 눕기 등 이런 불균형 습관이 있다면 초등학교 졸업 전에 고쳐야 합니다. 반대로 이때 올바른 자세가 습관이 되어 있다면 크면서 더욱 바른 체형이 되고, 이는 학습에도 큰 영향을 미치게 됩니다. 잘못된 자세 습관을 없애고, 바른 자세 습관을 만드는 것이 중요합니다.

자세 습관을 고칠 때는 일방적으로 얘기해서는 안 됩니다. 초등학생 아이들은 엄마가 시키는 대로 말을 바로 듣는 경우는 거의 없습니다. 우선 아이의 자세를 사진으로 찍어서 보여 줘야 합니다. 그래서 본인의 모습을 객관적으로 바라볼 수 있도록 해 주세요. 그리고 어떤 부분이 잘못된 건지 설명해 주고, 바른 자세가 어떤 자세인지도 보여 줘야 합니다.

아이가 스스로 납득할 수 있도록 충분한 대화가 필요합니다. 그리고 한 번에 모든 걸 바꾸려고 하지 말고 하나씩 하나씩 말해 주세요. 어차피 한 번에 완벽한 자세가 나오는 것은 불가능합니다. 그리고 아이가 바른 자세를 했을 경우에는 꼭 칭찬해 주세요. 엄마의 칭찬이 아이에게는 가장 큰 보상이 됩니다.

자세 습관은 단순히 자세를 고치는 것에서 끝나는 것이 아닙니다. 자세 습관은 학습 습관으로 이어집니다. 그리고 학습 습관은 앞으로 살아가는 데 있어서 배우는 모든 자세에 영향을 미칩니다. 결국 자세 습관을 시작으로 아이가 앞으로 살아가는 데 있어서 인생의 습관을 만들어 주는 것입니다.

생활 습관을 잘 만들어 주려면 초등학교 시절을 잘 보내는 것이 중요합니다. 이때 아이들은 규칙을 이해하고 지키는 것을 좋아합니다. 좋은 습관을 받아들이기에 가장 좋은 시기입니다. 반대로 이때 좋은 습관을 가지지 못하면 이후에는 훨씬 더 힘들어집니다.

아이에게 올바른 자세를 위한 동기 부여 심어 주기

습관을 고칠 때 중요한 점이 있습니다. 잔소리가 되면 안 됩니다. 아이가 잔소리로 느끼는 순간 습관을 고치는 것은 불가능합니다. 잘못된 습관이나 틀어진 체형이 있다면 병원에 가거나 습관을 고치기 전에 아이 스스로 잘못된 부분을 인지할 수 있도록 설명해 주세요. 성인도 본인의 체형이 틀어졌는지 잘 모르는 경우가 많습니다. 아이는 더더욱 어렵겠죠. 그런 상태에서 무작정 잘못됐다고 고치라고 한다면 아이도 받아들이기 힘듭니다. 성인도 마찬가지지만 아이의 경우 동기 부여가 되지 않으면 절대 스스로 고쳐지지 않습니다. 올바른 동기 부여를 심어 주는 것이 중요합니다.

평소 앉아 있는 자세, 스마트폰을 하는 자세, 서 있는 자세 등을 찍어 아이에게 보여 주세요. 걷는 자세나 달리는 자세를 동영상으로 찍어도 좋습니다. 그리고 먼저 잘못됐다고 말하지 말고 아이에게 먼저 의견을 물어보세요.

'○○이가 보기엔 ○○이 자세가 어떤 거 같아?'

아이가 이상하다고 말해도 좋고, 모른다고 해도 좋습니다. 이상하다고 하면 한 번 더 어디가 이상한지 물어보세요. 모른다고 하면 하나씩 말해 주면 됩니다. 여기서 중요한 것은 아이가 틀렸다고 지적하면 안 됩니다. 우리의 목적은 아이를 혼내는 것이 아니라 바른 체형 습관을 만들어 주기 위함입니다.

'○○이가 이렇게 앉아 있으면 나중에 커서 허리도 구부정하고, 목도 튀어나와 보이게 되는데 그건 ○○이도 싫지?'

지금 아이는 딱히 불편한 게 없기 때문에 잘못된 거라고 생각하지 않습니다. 직관적으로 인지할 수 있도록 시각적인 요소를 보여 주세요. 그리고 지금은 아니지만 나중에 이렇게 될 수 있다고 보여 주세요.

'자세를 똑바로 하면 키도 훨씬 더 많이 크고, 얼굴도 예뻐진단다.'

올바른 자세를 했을 때 기대되는 모습도 보여 주세요. 틀어진 자세는 못난 모습, 올바른 자세는 멋진 모습으로 연결시켜 주세요. 틀어진 자세는 무의식적으로 나오기 때문에 의식적으로 인지할 수 있도록 해야 합니다. 아이가 무의식적으로 삐딱하게 앉거나 구부정하게 서 있을 때마다 말해 주세요. 이때도 절대 혼내면 안 됩니다.

잘못을 다그치는 것이 아니라 더 멋진 모습이 될 수 있다고 긍정적인 생각을 심어 주세요. 그럼 나중에는 아이가 혼자 있어도 바른 자세를 할 때마다 멋진 모습이 된 자기 모습을 상상하며 스스로 자세를 고치게 됩니다.

PART 2

엄마가 아이에게
해 주는 체형 관리법

바른 자세 습관 만들기

부모는 아이의 거울이다

    부모는 아이의 거울이라는 말이 있습니다. 평소 부모님이 소리를 자주 지른다면, 아이는 시키지 않아도 소리를 자주 지르게 될 것입니다. 평소 부모님이 잘 웃는다면, 아이는 자연스럽게 잘 웃는 아이가 됩니다. 이처럼 아이에게 가장 많은 영향을 주는 것은 부모님입니다. 단순히 부모가 아이에게 하는 말과 행동뿐 아니라 부모의 모습 자체가 아이에게 영향을 줍니다.

    자세도 마찬가지입니다. 아이에게 바른 자세로 앉으라고 해 놓고 부모가 삐딱하게 앉는다면, 아무리 교정을 해도 소용이 없습니다. 아이에게 원하는 모습이 있다면 부모가 먼저 그 모습이 돼야 합니다. 그래서 아이의 자세 습관을 고치기 이전에 엄마, 아빠의 자세부터 고쳐야 합니다. 아이에게는 백 마디 말보다 한 가지 행동이 더 효과적이기 때문입니다. 하지만 이 또한 아이가 크고 나면 오히려 영향력이 떨어집니다. 초등학교 시기까지는 부모의 영향력이 크기 때문에 아이는 부모의 모습을 보고 배웁니다. 그러나 중학교 시기 이후에 갑자기 부모가 다른 모습을 보인다고 해도 아이는 크게 달라지지 않습니다. 이미 습관이 형성되어 버렸기 때문이죠.

초등학생 시기는 모든 습관이 자리 잡는 시기입니다. 자세 습관, 공부 습관, 어떤 습관이든 아이가 가졌으면 하는 올바른 습관이 있다면 부모님이 먼저 올바른 습관을 보여 줘야 합니다. 아이가 가졌으면 하는 모습이 있나요? 그렇다면 그런 모습을 엄마, 아빠가 하고 있는지부터 점검해 보세요.

습관을 바꾸는 타이밍은 따로 있다

1월 1일, 새해 첫날이 되면 첫 해를 보기 위해 새벽에 해수욕장에 사람들이 많이 모입니다. 생뚱맞게 6월 1일에 떠오르는 해를 보기 위해 새벽에 나오는 사람은 없습니다. 365일 매일 뜨는 해인데, 왜 굳이 1월 1일에만 해를 보기 위해 사람들이 모일까요? 바로 새로운 시기를 맞아서 새로운 다짐을 하기 위해서일 것입니다. 이렇게 새롭게 시작되는 시기가 되면 사람들은 다짐을 하고 결심을 합니다. '다시 한번 잘해 봐야지!' 하는 마음으로 목표를 다집니다. 새로운 시작은 다짐을 실천으로 옮길 수 있는 좋은 계기가 됩니다.

아이도 마찬가지입니다. 어느 날 갑자기 아이 습관을 바꾸려고 이야기를 하면 아이 입장에서는 황당하게 느껴질 수 있습니다. 이때 필요한 것이 타이밍입니다. 새롭게 시작하는 시기가 있다면 그때 아이에게 실천할 수 있는 용기를 심어줄 수 있습니다. 꼭 1월 1일에만 할 수 있는 것은 아닙니다. 아이에게 새로운 시작이 될 수 있는 것은 무엇이든 좋습니다.

가장 간단한 방법은 아이의 환경을 새롭게 만들어 주는 것입니다. 아이에게 바르게 글씨 쓰는 습관을 만들어 주고 싶다면 새 공책을 사 주거나 새 연필을 사 주면 됩니다. 이전에 마음대로 썼던, 나쁜 습관이 배어 있던 공책과 연필을 버리고 새롭게 시작하는 거죠. 물론 그냥 사 주기만 하면 안 되겠죠. '이 공책은 깨끗이 써야지', '이 연필로는 예쁜 글씨만 써야지' 이렇게 미리 다짐하고 쓰게 하는 것입니다.

새롭게 시작되는 시기 혹은 특별한 날도 좋습니다. 새 학기의 시작, 아이의 생일, 크리스마스 등 아이에게 특별한 날, 특별한 시기가 있다면 그 시기를 새로운 시작점으로 만들어 주면 좋습니다. 초등학생 아이에게 가장 좋은 시기는 바로 새 학기입니다. 새로운 반, 새로운 친구, 새로운 선생님 모든 환경이 바뀌는 시기입니다. 그래서 습관을 새로 리셋하고 만들어줄 수 있는 가장 좋은 타이밍입니다.

이렇게 새로운 기분으로 새 출발하는 계기를 만들어 주면 나쁜 습관을 버리고 좋은 습관을 만들 수 있는 좋은 타이밍이 됩니다. 첫 단추를 잘 채우면 그 뒤로 좋아지는 것은 시간문제입니다. 이전의 습관을 하나하나 수정하는 게 아니라, 아예 새롭게 시작하는 거죠.

나쁜 습관 한 개가 좋은 습관 열 개를 망친다

초등학교에 두 반이 있습니다. 각 반에는 25명의 학생이 있습니다. 1반 학생 중 23명은 수업 시간에 조용하고 집중도 매우 잘합니다. 그런데 유독 2명의 학생만 수업 시간이 되면 항상 시끄럽게 떠들고 소리를 지릅니다. 2반은 25명 모두가 열심히 집중하진 않지만, 그렇다고 시끄럽게 떠들지도 않습니다.

만약 학부모 참관을 한다면 수업 시간 분위기가 1반이 좋다고 생각할까요? 2반이 좋다고 생각할까요? 아마 1반이 시끄럽다고 생각할 것입니다. 23명이 조용해도 2명이 시끄럽다면 결국 전체가 시끄럽게 들릴 테니까요.

습관도 마찬가지입니다. 좋은 습관 10개가 있어도 나쁜 습관 1개 때문에 망치는 경우가 있습니다. 예를 들어 보겠습니다. 한 아이가 있습니다. 자세가 너무 좋은 아이입니다. 걷는 자세도 바르고, 앉는 자세도 너무 좋습니다. 친구 관계도 너무 좋습니다. 그런데 스마트폰을 쓰게 된 이후로 게임에 빠져서 하루 종일 스마트폰을 들고 삽니다. 아무리 자세 습관이 좋아도 스마트폰을 하루 종일 하는 습관이 생겼다면? 결국 자세는 무너질 수밖에 없습니다.

사람은 본능적으로 좋은 것보다 나쁜 것에 반응이 더 강합니다. 음식이 아무리 맛있어도 직원이 불친절하면 음식 맛도 별로인 것처럼 느껴지고, 음식점에 대한 인식도 나빠집니다. 아무리 비싸고 좋은 숙소에 잠을 자더라도 침대 위에 머리카락이 보인다면 숙소에 있는 모든 시간이 찝찝하고 불편해집니다.

습관도 마찬가집니다. 아이가 아무리 좋은 습관이 많아도 나쁜 습관 하나 때문에 좋은 습관이 전부 없어질 수도 있습니다. 그래서 좋은 습관을 만드는 것보다 나쁜 습관을 버리는 것이 더 중요합니다. 나쁜 습관으로 이전에 열심히 만들어 놓은 좋은 습관도 망쳐 버릴 수 있기 때문입니다.

혹시 아이가 나쁜 습관이 있나요? 그럼 좋은 습관을 만들어 주기 전에, 먼저 나쁜 습관을 버리는 것부터 신경 써야 합니다.

잔소리 없이 바른 자세 만들기

바른 자세를 보면 신경 써야 할 것이 한두 개가 아닙니다. 성인도 이 모든 걸 신경 쓰면서 일상생활을 하는 건 사실상 불가능에 가깝습니다. 바른 자세의 의미는 저렇게 모든 걸 신경 써서 움직이는 것이 아닙니다. 무의식중에 관찰했을 때도 저런 자세가 나와야 하는 것입니다. 그런데 신경 쓸 게 한두 개가 아닌데, 어떻게 무의식중에도 저런 자세를 만들 수 있을까요?

트레이닝 이론 중에 내적 큐잉과 외적 큐잉이 있습니다. 내적 큐잉은 내 몸에 초점을 맞추는 것입니다. 내 자세를 어떻게 고쳐야 하는지 하나하나 지시하는 것이 내적 큐잉입니다. 말하는 사람은 정확한 지시를 내릴 수 있지만 듣는 사람은 신경 쓸 게 많아서 자세를 만들기 어렵습니다. 외적 큐잉은 내 몸이 아니라 주변 환경에 초점을 맞추는 것입니다. 바른 자세가 나올 수밖에 없는 환경을 만들어 주는 것입니다. 말하는 사람도 지시가 간단하고, 듣는 사람도 지시가 간단해서 자세를 만들기 쉽다는 장점이 있습니다.

고개를 푹 숙이고 스마트폰을 하는 아이에게 바른 자세를 만들려고 합니다.

'*고개 들고, 턱 당기고, 가슴 열고, 어깨 펴야지.*'

이렇게 스스로 하나하나 체크하면서 고민하게 만드는 것이 내적 큐잉입니다. 사람은 한 번에 한 가지밖에 집중을 못 합니다. 하나를 바로 잡으면 또 다른 하나는 잊어버립니다. 맞는 말이긴 하지만, 비현실적인 조언이죠. 다르게 말해 보겠습니다.

'*스마트폰을 위로 들고 봐야지.*'

이 한마디면 모든 자세는 바르게 될 수밖에 없습니다. 하나하나 일일이 고칠 점을 말하는 게 아니라, 외부적인 요인을 바꿔 그렇게 될 수밖에 없는 환경을 만들어 주는 것입니다. 간단하면서도 훨씬 효과적으로 바꿀 수 있습니다. 이 외적 큐잉을 자세 습관을 만들 때에도 똑같이 적용시킬 수 있습니다.

(1) 앉는 자세

대부분의 자세는 시선과 연결되어 있습니다. 내가 보고 있는 것이 아래에 있으면 고개가 숙여지고, 등이 굽어지고, 어깨도 굽어집니다. 책상에서 공부하는 자세도 마찬가지입니다. 책이 책상 바닥에 있으면 고개가 숙여질 수밖에 없습니다. 필기를 하면 더 숙여지겠죠. 공부 시간이 길어질수록 점점 더 고개는 책상에 가까워집니다. 이때 내적 큐잉을 어떻게 할까요?

'허리 펴고, 가슴 열고, 어깨도 펴야지. 턱은 당기고, 고개 들고.'

이렇게 자세를 바꿔서 10분 이상 공부할 수 있는 아이는 없을 것입니다. 외적 큐잉은 간단합니다. 독서대를 쓰면 됩니다. 독서대로 인해 책의 각도가 올라가면, 자연스럽게 고개의 각도도 올라갑니다. 고개를 숙이고 싶어도 들 수밖에 없게 됩니다.

독서대가 고개를 바로 하기 위한 외적 큐잉이라면, 허리를 펴기 위한 외적 큐잉은 따로 있습니다. 바로 서는 것입니다. 앉아 있는 시간이 길어질수록 허리가 숙여지는데, 똑바로 일어서게 되면 허리는 자연스럽게 펴지게 됩니다.

이를 위해 만들어진 것이 스탠딩 책상입니다. 책상의 높이가 조절이 돼서 일어서서 업무 및 공부를 할 수 있게 만들어진 책상입니다. 그리고 굳이 책상을 바꾸지 않더라도 독서대 높이가 조절이 가능하여 서서 공부할 수 있게 만들어진 스탠딩 독서대도 있습니다. 하지만 서서 오랫동안 공부를 하면 다리에 부담이 갈 수 있습니다. 그래서 서 있는 자세는 계속하기보다는 앉아서 공부를 하다가 집중이 잘 안 될 때, 몸이 뻐근할 때 주기적으로 서서 잠깐씩 하는 것이 좋습니다.

(2) 걷는 자세

걷는 자세는 대부분 고개를 푹 숙이면서 어깨와 가슴이 굽는 경우가 많습니다. 걷는 자세를 내적 큐잉으로 한다면 어떻게 될까요?

'턱 당기고, 고개 들고, 가슴 펴고, 어깨 펴고, 허리 세우고, 배에 힘주고.'

이렇게 말한다면 아이는 로봇처럼 뻣뻣하게 걷게 될 것입니다. 역시 걷는 자세도 시선이 가장 중요합니다. 땅을 보거나 스마트폰을 보면 시선이 아래로 향하게 되고, 목이 숙여지면서 자연스럽게 등과 허리도 굽어집니다.

'앞을 보고 걸어야지.'

한 마디면 충분합니다. 시선이 땅이 아니라 정면을 보게 되면 고개는 자연스럽게 들어지고, 가슴도 자연스럽게 펴집니다. 항상 앞을 보고 걷는 습관을 만들어 주세요. 요즘 아이들은 걸으면서 스마트폰을 하는 경우가 굉장히 많습니다. 특히 횡단보도를 걸을 때나 도로 주변을 걸을 때는 굉장히 위험할 수 있으므로 앞을 보면서 걷는 습관을 꼭 만들어 줘야 합니다.

(3) 눕는 자세

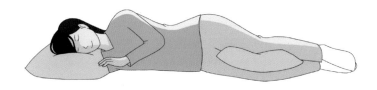

눕는 자세는 수면 자세입니다. 수면 자세는 의식적으로 고칠 수 없는 부분이기 때문에 환경을 만드는 것이 중요합니다. 엎드려 자는 자세는 특히 목에 아주 안 좋은 자세이므로 반드시 고쳐야 합니다. 옆으로 자는 자세와 똑바로 누워 자는 자세를 바르게 하는 방법을 알려 드리겠습니다.

옆으로 자는 자세는 일단 베개의 높이가 중요합니다. 옆으로 누우면 어깨 높이가 있기 때문에 똑바로 누울 때보다 베개 높이가 조금 더 높아야 합니다. 그래야 목 척추가 틀어지지 않습니다. 그리고 골반이 중요한데, 한쪽 무

룰이 위에 있기 때문에 무릎이 내려가면서 골반이 틀어집니다. 무릎이 틀어
지지 않도록 무릎 사이에 작은 방석이나 베개를 끼우게 되면 골반이 틀어지
는 것을 막을 수 있습니다. 그리고 한쪽 어깨가 바닥에 눌리게 되므로 바닥
이 딱딱하면 어깨가 불편하거나 통증이 생길 수 있습니다. 그래서 푹신한 바
닥에서 자야 합니다.

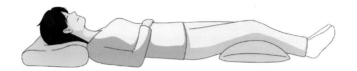

똑바로 누워 자는 자세는 옆으로 눕는 것에 비하면 고칠 게 많지 않습니다.
일단 척추가 바닥에 골고루 닿아 있기 때문에 둘 중 하나만 고르라면 똑바로
누워 자는 것이 체형에는 더 좋습니다. 똑바로 누워서 잘 경우에는 베개가 낮
은 것이 좋습니다. 누웠을 때 목 척추 각도를 유지해야 하는데, 머리만 받쳐
주는 것이 아니라 목 척추를 함께 받쳐 목에 부담을 주지 않는 구조가 좋습니
다. 간혹 똑바로 누워 잘 때 허리가 불편한 경우가 있습니다. 이는 허리 곡선
이 심한 체형으로 허리가 바닥에서 뜨기 때문입니다. 이런 경우 무릎 아래에
방석을 받치면 허리에 부담이 없어집니다.

걷기, 눕기, 앉기 등 일상생활의 자세는 남녀노소 상관없이 평생 동안 반복
되는 자세입니다. 그래서 체형에 가장 큰 영향을 주는 것이 자세입니다. '걷

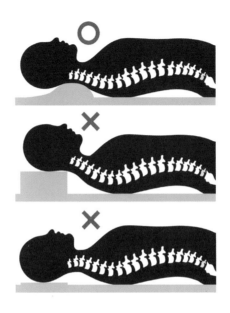

는 게 사람마다 다른가?'라고 다 거기서 거기라고 생각하실지도 모르겠습니다. 하지만 자세히 보면 사람마다 걷는 모습이 다릅니다. 그리고 미묘하게 틀어진 자세 때문에 체형이 틀어지고, 통증이 발생합니다.

앞으로 소개할 자세는 아이에게만 해당되는 것이 아니라 성인에게도 해당됩니다. 그리고 '부모는 아이의 거울이다'에서 다룬 것처럼 반드시 부모님도 함께 자세를 고쳐야 합니다. 각각의 바른 자세를 살펴보기 전에, 우리 가족의 자세 습관을 체크해 보세요. 걷는 자세, 앉는 자세를 사진이나 영상으로 찍어보세요. 이를 위해선 평소 앉는 자세와 평소 걷는 자세를 촬영해야 합니다.

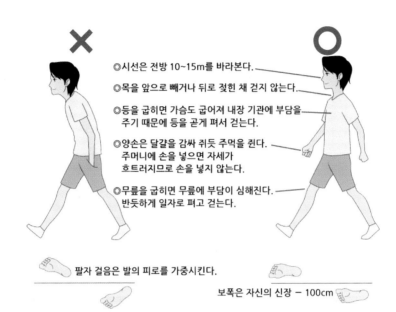

◎시선은 전방 10~15m를 바라본다.

◎목을 앞으로 빼거나 뒤로 젖힌 채 걷지 않는다.

◎등을 굽히면 가슴도 굽어져 내장 기관에 부담을
주기 때문에 등을 곧게 펴서 걷는다.

◎양손은 달걀을 감싸 쥐듯 주먹을 쥔다.
주머니에 손을 넣으면 자세가
흐트러지므로 손을 넣지 않는다.

◎무릎을 굽히면 무릎에 부담이 심해진다.
반듯하게 일자로 펴고 걷는다.

팔자 걸음은 발의 피로를 가중시킨다.

보폭은 자신의 신장 − 100cm

앉아 있을 때 바른 자세

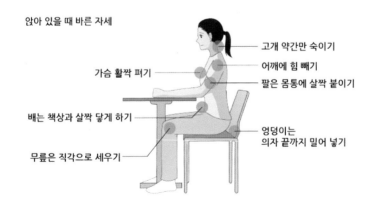

고개 약간만 숙이기

어깨에 힘 빼기

팔은 몸통에 살짝 붙이기

가슴 활짝 펴기

배는 책상과 살짝 닿게 하기

엉덩이는
의자 끝까지 밀어 넣기

무릎은 직각으로 세우기

집에서 할 수 있는 간단한 7가지 체형 검사

기존 체형 검사의 한계

대부분의 병원이나 센터에서 하는 체형 검사는 가만히 서서 앞, 옆, 뒤를 관찰하는 방식입니다. 아마 이런 사진들을 많이 보셨을 겁니다.

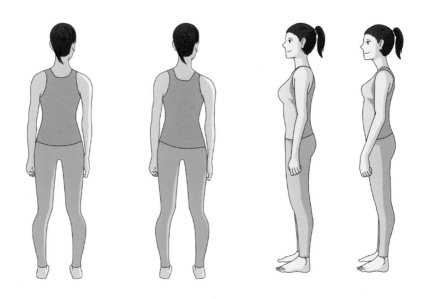

이렇게 가만히 있는 상태의 체형을 검사하는 것을 '정적 체형 검사'라고 합니다. 이런 체형 검사에는 치명적인 단점이 있습니다. 가만히 있는 상태를 찍는 건 틀어짐의 원인이 아니라 틀어짐의 결과라는 것입니다. 우리가 검사를 하는 이유가 무엇일까요? 예를 들어 보겠습니다. 스마트폰이 고장 나 화면이 켜지지 않습니다. 화면이 켜지지 않는 결과만 가지고 문제를 해결할 수 있나요? 서비스 센터에 가서 배터리 문제인지, 액정 문제인지, 소프트웨어 문제인지 찾아야겠죠. 만약 배터리가 문제면 배터리를 교체해야 화면이 다시 켜질 것입니다. 이렇게 우리는 문제의 원인을 찾고, 그 원인을 해결하기 위해서 검사를 합니다.

우리 몸도 마찬가지입니다. 그런데 정적 체형 검사는 단순히 체형 틀어짐의 결과만 보여 줍니다. 즉, 체형 교정을 위해선 원인을 알아야 하는데, 그 원인이 아닌 결과만을 보여 주는 것이죠. 그러니 검사를 해도 아무 의미가 없는 것입니다. 마치 시험을 쳤는데 어느 문제가 틀렸는지 보여 주는 게 아니라 점수만 보여 주는 것과 같습니다.

그렇다면 정적 검사에서는 왜 불균형의 원인을 찾을 수 없을까요? 우리 몸은 가만히 있는데 저절로 틀어지는 경우는 없습니다. 우리는 앉고, 서고, 걷고, 눕고 끊임없이 움직입니다. 그런 움직임 습관으로 인해 체형이 바뀌고 틀어집니다. 그래서 가만히 서서 찍는 검사는 체형 불균형의 원인을 절대 알 수 없습니다. 엑스레이나 MRI, CT도 마찬가지입니다. 현재 조직 상태는 알 수 있어도 그 원인은 알 수 없습니다.

어깨를 움직이지 않고 가만히 있는데 어깨 상태를 알 수 있을까요? 골반을 움직이지 않고 가만히 있는데 골반 상태를 알 수 있을까요? 조금만 생각해 보면 당연한 말입니다. 엑스레이, CT, MRI는 어떨까요? 척추의 상태를 한눈에 볼 수 있기 때문에 보통 척추 측만증을 평가할 때 엑스레이를 찍습니다. 하지만 그 외 체형을 검사하는 데는 아무 의미가 없습니다. 왜 그럴까요?

첫째, 근육이 아닌 뼈만 보기 때문입니다. 뼈가 틀어지는 이유는 뼈를 잡고 있는 근육이 짧아지거나 길어지면서 뼈가 움직이기 때문입니다. 그런데 병원 검사는 근육의 상태를 진단하지 않습니다. 그러니 근육의 이상을 전혀 알 수 없습니다. 둘째, 전신을 관찰하지 않습니다. 우리 몸은 기능적으로 연결되어 있습니다. 발의 문제가 목으로 이어지기 하고, 골반의 문제가 어깨로 이어지기도 합니다. 그래서 전신을 관찰해야 하는데, 병원 검사는 부분만 보기 때문에 제대로 된 원인을 찾을 수 없습니다. 셋째, 단면만 보기 때문입니다. 정적 체형 검사와 비슷한데, 가만히 있는 상태에서의 모습만 사진으로 담기 때문에 움직임을 관찰할 수 없습니다.

그럼 왜 정확하지 않은데도 이런 검사를 하는 걸까요? 이유는 간단합니다. 쉽기 때문입니다. 정확한 체형 검사는 움직임 관찰을 위해 영상으로 찍어야 하는데, 그럼 시간도 오래 걸리고 분석도 어렵기 때문에 하지 않는 것입니다.

실제로 유럽이나 미국 같은 선진국에서의 재활 교정 검사에서는 모두 움직임 검사를 진행하고 있습니다.

모든 치료에 있어서 가장 중요한 것은 진단입니다. 정확한 진단이 있어야 정확한 치료가 가능하기 때문입니다. 정확한 체형 진단을 위해서는 정확한 체형 검사를 해야 합니다.

체형을 한 번에 다 볼 수 있는 검사: 만세 스쿼트

그럼 어떤 검사를 해야 할까요? 결국 체형은 움직이는 것이 본질입니다. 검사도 움직이는 모습을 관찰해야 정확하게 어느 관절, 어느 근육이 어떻게 틀어졌는지 알 수 있습니다. 이를 '동적 체형 검사'라고 합니다. 목을 움직이면 목을 알 수 있고, 어깨를 움직이면 어깨를 알 수 있습니다. 이렇게 동적 체형 검사는 종류가 아주 많습니다. 마음대로 움직이는 것이 아니라 관절의 기능에 맞게 체계화된 움직임을 관찰하는 것이 동적 체형 검사입니다.

입증된 체형 검사만 하더라도 수십 가지가 됩니다. 백 가지가 넘는 모든 체형 검사 방법을 연구하고, 그중에서 가장 효과적이면서도 정확한 검사만을 개선하여 기능 체형 검사 13가지를 만들었습니다. 모든 근육, 모든 움직임을 체크하여 원인을 정확하게 찾아내는 검사입니다. 그중에서 가장 간단하고 쉽게 할 수 있는 체형 검사 방법을 알려 드리겠습니다. 바로 '만세 스쿼트' 검사입니다. 동적 체형 검사에서 가장 기본적으로 하는 검사입니다.

각각 관절을 하나씩 움직여 봐야 그 관절의 기능을 알 수 있습니다. 하지만 머리부터 발끝까지 하나씩 다 움직여 보려면 너무 오래 걸리겠죠. 만세 스쿼트 검사는 한 번에 모든 관절을 동시에 사용합니다. 그래서 이 검사 하나로도 전신의 관절을 모두 검사할 수 있습니다. 실제로 해외에서는 이 검사 하나만으로 체형 검사를 끝내는 경우도 있습니다. 이 검사는 아이뿐 아니라 성인에게도 똑같이 적용시킬 수 있습니다.

본래 전문가들만 할 수 있는 검사법이지만, 일반인들도 쉽게 할 수 있도록 설명해 보겠습니다. 우선 만세 스쿼트 검사를 하기 전에 알아야 할 사항이 있습니다. 이 검사법은 운동을 위한 동작이 아니라 검사를 위한 동작이므로 완벽한 동작을 억지로 할 필요가 없습니다. 오히려 억지로 완벽한 동작을 만들려고 하면 검사가 되지 않습니다. 그래서 검사를 할 때 아이에게 완벽한 동작을 보여 주면 안 됩니다. 보여 주지 않고 말로만 설명해야 합니다. 검사하는 모습은 간단히 스마트 폰으로 찍으면 되고, 세로 영상으로 삼각대를 사용해서 촬영하면 더 정확한 검사 모습을 담을 수 있습니다.

(1) 검사 방법

① 맨발로 어깨너비로 선다.

② 팔꿈치를 완전히 펴서 만세 자세를 취한다.

③ 그 상태에서 앉을 수 있는 만큼 앉았다가 일어선다.

④ 앞으로 3회, 옆으로 3회, 뒤로 3회 실시한다.

(2) 정면

정면에서는 어깨, 무릎, 발의 좌우 움직임을 관찰합니다. 정상적인 모습은 팔꿈치는 펴져 있고, 어깨 높이는 같아야 합니다. 무릎과 발의 방향은 일치하고 좌우의 틀어짐이 없어야 합니다.

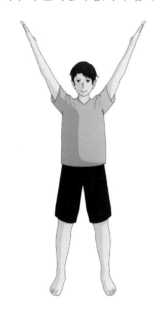

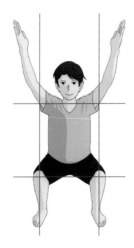

*틀어진 자세

① 어깨를 관찰하겠습니다. 어깨가 틀어지면 좌우의 높이가 달라집니다. 그리고 어깨가 많이 굳어 있으면 내려가면서 펴져 있던 팔꿈치가 굽혀지는 경우도 있습니다.

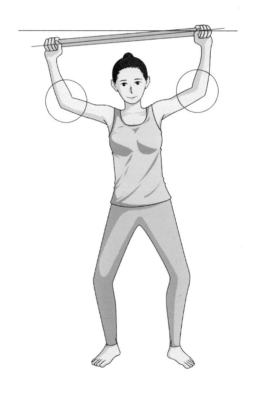

② 무릎과 발목은 동시에 관찰합니다. 가장 많이 관찰되는 틀어짐은 무릎이 안쪽으로 돌아가는 경우입니다. 무릎이 안쪽으로 돌아가면 동시에 발목이 안쪽으로 굽혀집니다. 그럼 발의 아치가 무너집니다. 보통 무릎의 힘이 약하거나 고관절이 불안정한 경우 이런 보습이 나타납니다. 다리가 체중을 못 버티고 있는 상태입니다. 이 상태가 지속되면 무릎과 발목에 통증이 나타납니다. 그리고 다리가 휘거나 평발이 되기도 합니다.

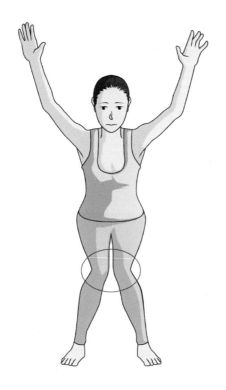

(3) 측면

옆에서는 어깨, 허리를 관찰합니다. 허벅지가 땅과 평행할 정도로 골반이 내려갈 수 있어야 합니다. 그리고 상체의 각도는 정강이의 각도와 일치하는 것이 좋습니다. 팔과 상체는 일직선을 유지해야 합니다. 팔은 귀를 가릴 만큼 올라간 상태를 유지해야 합니다.

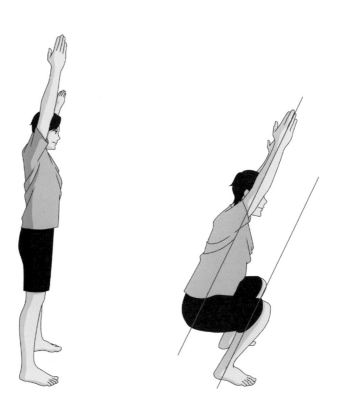

*틀어진 자세

① 내려갈 때 허리가 과도하게 젖혀지는 경우가 있습니다. 골반의 유연성이 부족하거나 등이 굽은 경우 나타납니다. 다른 관절의 유연성이 부족하여 허리를 과하게 사용하는 것입니다. 평소 허리 근육을 무리하게 사용하는 패턴입니다.

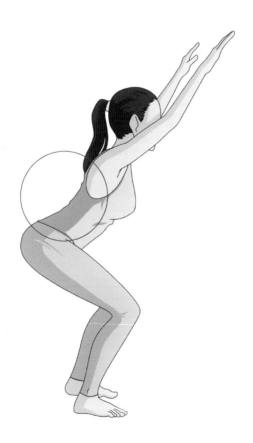

② 골반이 많이 내려가지 못하는 경우도 있습니다. 허리가 젖혀지는 게 아니라 반대로 허리가 잘 펴지지 않는 것입니다. 골반의 유연성이 떨어지고, 다리의 힘이 약해 체중을 제대로 지지하지 못하는 패턴입니다.

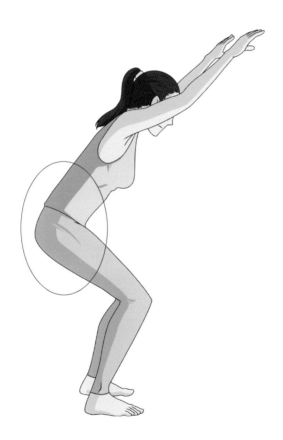

③ 허리가 앞으로 많이 숙여지는 경우도 있습니다. 이것도 골반의 기능이 떨어지는 것입니다. 평소에 골반을 제대로 사용하지 못하거나, 골반 대신 허리를 많이 사용하게 되면 이런 패턴이 나타나게 됩니다.

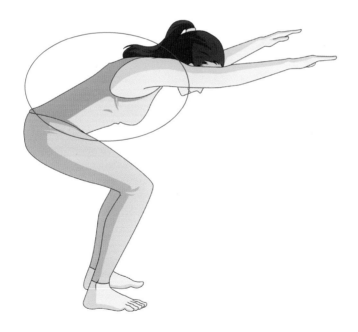

④ 어깨가 많이 굳어 있으면 내려가면서 팔이 앞으로 내려갑니다. 흔히 일자 목, 굽은 등 체형에서 많이 관찰됩니다. 심해지면 어깨 통증, 팔 저림 등의 증상이 나타날 수 있습니다.

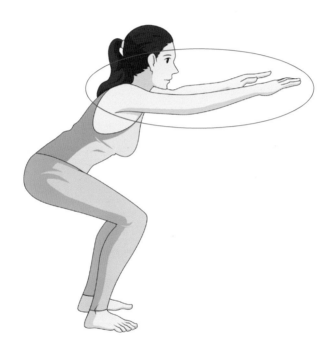

(4) 후면

　뒤에서는 골반의 위치를 관찰합니다. 골반의 중심은 두 다리의 중심 그대로 내려와야 합니다. 팔도 좌우 정렬을 유지해야 합니다.

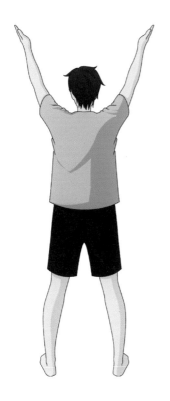
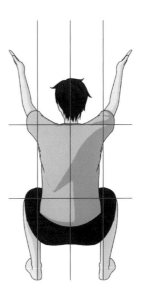

*틀어진 자세

① 왼쪽 혹은 오른쪽으로 벗어나는 경우가 많습니다. 이런 경우 골반이 틀어져 있고, 몸의 무게 중심이 한쪽으로 쏠려 있는 상태입니다. 틀어짐이 심한 경우 허리가 반대쪽으로 기울어지는 경우도 있습니다. 골반, 허리 통증, 무릎 통증이 나타날 수 있습니다.

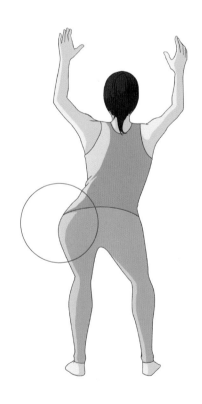

② 앉으면서 뒤꿈치가 들리는 경우도 있습니다. 이런 경우 발목의 유연성이 부족하거나 종아리 근육이 많이 짧아진 상태입니다. 평소 종아리가 붓거나 잘 뭉칠 수 있습니다.

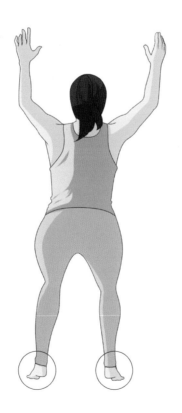

거북목, 굽은 등의 원인을 찾을 수 있는 검사: 벽에서 손 들기

　요즘 광고를 보면 거북목을 교정하는 기기를 많이 볼 수 있습니다. 목을 잡아 주고, 늘려서 거북목을 치료할 수 있다는 내용입니다. 과연 그럴까요?

　거북목이 왜 생기는지 알게 되면 답은 간단합니다. 목이 앞으로 나온 상태를 거북목이라고 합니다. 등을 바르게 편 상태에서 목을 앞으로 보내면 상당히 불편할 것입니다. 이번에는 반대로 목을 바르게 한 상태에서 등에 힘을 풀어 보겠습니다. 어떤가요? 저절로 목이 앞으로 나오게 되는 모습을 볼 수 있을 겁니다.

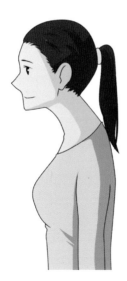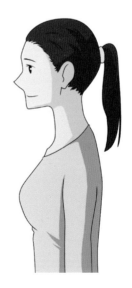

이렇게 거북목은 등에 힘이 풀리면서 생기는 체형입니다. 결국 주된 원인은 등입니다. 정상적인 척추 사진과 거북목의 척추 사진을 비교해 보겠습니다.

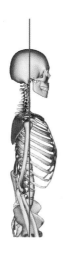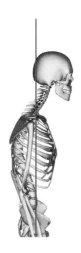

단순히 목만 앞으로 나가는 것이 아니라, 등이 뒤로 굽으면서 목이 앞으로 나가게 됩니다. 등이 뒤로 굽게 되면서 보상 작용으로 목이 앞으로 나가게 되는 것이죠. 결국 거북목과 굽은 등은 하나의 세트로 바라봐야 합니다. 등을 바르게 하지 않은 채로 목만 잡아당긴다고 거북목이 해결이 될까요? 오히려 척추 정렬이 무너질 것입니다. 등과 목을 동시에 바로 잡지 않으면 거북목은 교정되지 않습니다. 그럼 목이 더 심한지, 등이 더 심한지, 혹은 어깨가 더 심한지 어떻게 알 수 있을까요? 이 모든 것을 한 번에 검사하는 방법이 있습니다.

*검사 방법

① 발뒤꿈치를 살짝 띄어 준 상태에서 등과 머리를 붙입니다.

② 팔을 90도로 벌리고 팔꿈치를 벽에 붙입니다.

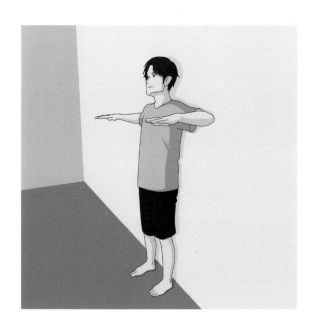

③ 등, 머리, 팔꿈치를 붙인 상태에서 손목, 손등, 손가락 모두 벽에 붙도록
   팔을 돌립니다.
④ 모두 벽에 붙으면 정상입니다.

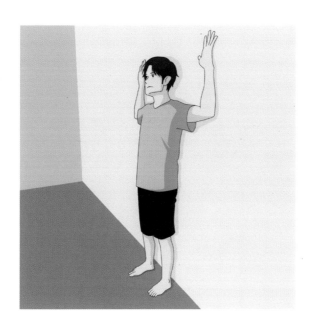

① 목이나 등이 벽에 붙지 않는다.

등이 많이 굽어 있는 상태입니다. 등이 펴져야 자연스럽게 목도 펴질 수 있습니다. 이런 경우 등의 유연성을 늘려야 거북목이 개선될 수 있습니다.

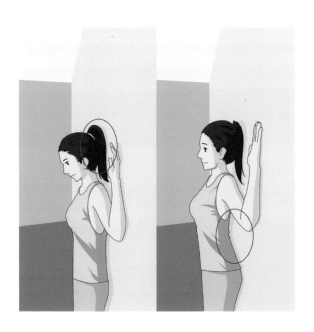

② 손목이나 팔꿈치가 들린다.

어깨가 앞으로 많이 굽어 있는 상태입니다. 어깨의 유연성을 먼저 회복시켜야 합니다. 평소 목 뒤가 무겁고 뻐근한 상태입니다.

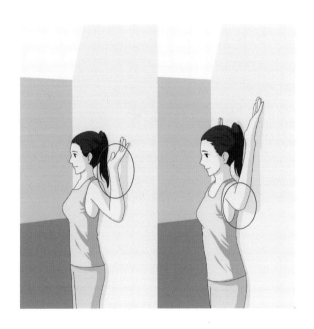

③ 턱이 들린다.

거북목이 심한 상태입니다. 목이 많이 앞으로 나오게 되면 머리를 벽에 붙이려고 하면서 턱이 들리게 됩니다. 목 앞쪽 근육이 약해져 있고, 뒤쪽 근육이 지나치게 긴장되어 있는 상태입니다.

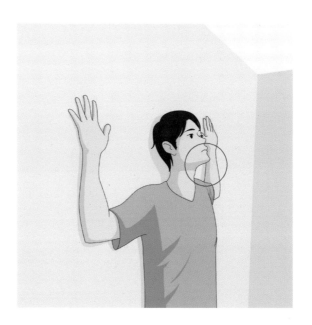

한쪽 다리의 균형 능력을 체크하는 검사: 한 다리 버티기

동물은 네 발, 사람은 두 발로 걷는다고 합니다. 하지만 잘 생각해 보면, 사람은 가만히 서 있을 땐 두 발로 서 있지만 걸을 때는 한 발로 걷습니다. 그래서 사람은 두 발로 서 있는 시간보다 한 발로 서 있는 시간이 훨씬 더 많습니다. 그래서 한 발로 내 몸 전체를 버틸 수 있는 능력이 중요합니다. 이때 고관절과 발목의 기능이 매우 중요합니다.

골반의 기능이 떨어지면 나중에는 결국 골반이 틀어집니다. 그럼 위로는 척추가 틀어지고, 아래로는 다리가 휜다리가 됩니다. 왼쪽 골반의 기능이 떨어지면 오른쪽 골반에 무리가 갑니다. 그럼 나중에는 오른쪽 골반도 약해지게 됩니다. 이렇게 한쪽 다리로 내 몸을 지탱하는 기능은 인간에게 있어서 가장 필수적인 기능입니다. 이 기능이 정상적인지 검사하는 방법을 소개합니다.

*검사 방법

① 맨발 상태에서 팔을 구부려 양어깨에 올려 두고 시선은 바로 앞에 고정시켜 둡니다.

② 눈을 뜬 채 한쪽 다리를 들고 그 자세로 버팁니다.

③ 균형이 잡히면 눈을 감고 그 자세로 버팁니다.

④ 30초 이상 버티면 정상입니다. 30초 이상 버티지 못하면 발을 디딘 골반의 기능이 약한 상태입니다.

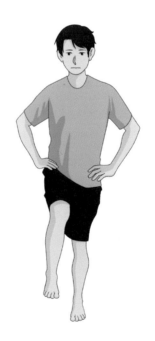

*틀어진 자세

　검사 시 버티는 시간과 관계없이 골반이 한쪽으로 빠지거나 상체가 한쪽으로 기울어지는 경우가 있습니다. 이것도 골반의 기능이 약한 것입니다.

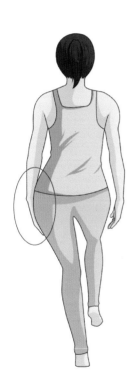
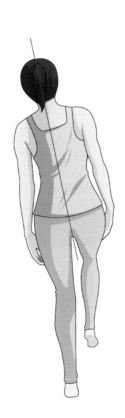

한쪽 다리의 힘을 알아보는 검사: 한 다리 굽히기

앞의 한 다리 버티기가 골반의 기능을 평가하는 검사였다면, 한 다리 굽히기 검사는 하체의 근력까지 함께 평가하는 검사입니다. 한 다리 버티기 검사는 골반과 발목의 기능을 평가할 수 있습니다. 하지만 무릎의 기능은 알 수 없습니다. 무릎은 굽혔다 폈다 하는 관절입니다. 그래서 우리가 앉았다 일어서기, 걷기, 달리기, 계단 오르기 등 다리를 움직일 때 가장 중요한 관절입니다.

한 다리 굽히기 검사는 한 다리로 무릎을 굽히는 동작을 함께 합니다. 그래서 골반, 무릎, 발목 전체 기능을 검사할 수 있습니다. 하체 전체의 기능을 평가하는 검사입니다. 간혹 평지를 걸을 땐 괜찮은데, 계단을 오르내릴 때 무릎이나 골반이 아픈 경우가 있습니다. 이런 경우도 한쪽 다리로 버티는 힘이 부족해서 나타나는 증상입니다. 여기서 한쪽 다리의 힘과 균형은 단순히 무릎의 힘을 말하는 것이 아닙니다. 고관절, 무릎, 발목 모두 동시에 안정적으로 내 몸을 잘 잡아 주고 지탱하는 것을 말합니다. 이렇게 한 다리 굽히기 검사는 하체의 균형과 근력을 한 번에 평가하는 검사입니다.

① 맨발인 상태에서 허리에 손을 올리고, 한쪽 다리를 듭니다.

② 시선을 바로 앞에 고정하고, 균형을 잡아 줍니다.

③ 균형이 잡힌 느낌이 들면 그대로 내려갈 수 있는 만큼 내려갔다가 다시 올라옵니다.

④ 3회 반복합니다.

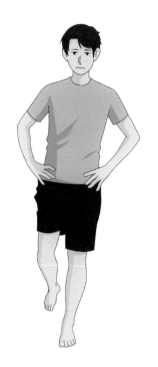
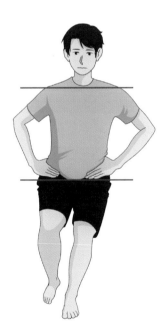

*틀어진 자세

① 무릎이 안쪽으로 돌아간다.

　다리의 근력이 약해서 무릎이 체중을 제대로 지지하지 못할 때 나타납
니다.

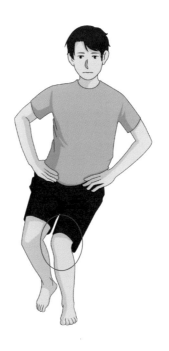

② 골반이 좌우로 틀어진다.

골반의 기능이 떨어져서 나타나는 자세입니다.

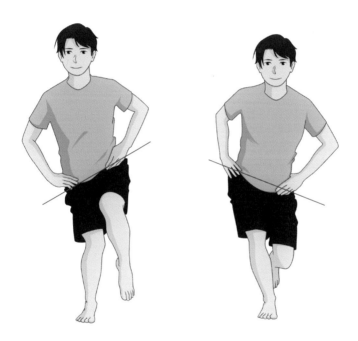

③ 상체가 좌우로 틀어진다.

코어의 기능이 약해서 나타나는 자세입니다.

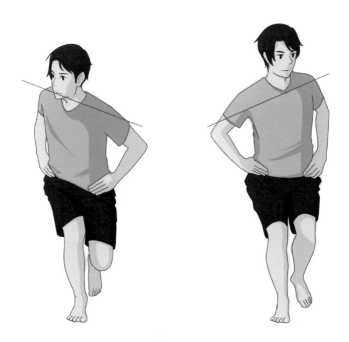

어깨 관절 기능을 평가하는 검사: 등 만지기

어깨 관절은 우리 몸에서 가장 유연한 관절입니다. 그래서 어깨는 다양한 움직임이 가능합니다. 어깨 관절의 움직임을 나눠서 살펴보겠습니다. 외울 필요는 전혀 없습니다. 이렇게 다양하게 움직이는구나 정도로 보고 넘어가면 됩니다.

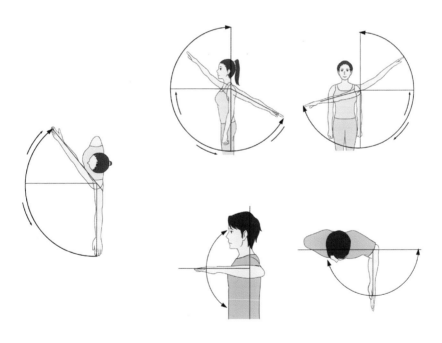

어떤가요? 어깨는 이렇게 정말 많은 움직임이 가능합니다. 그런데 엑스레이, MRI 혹은 가만히 서서 하는 체형 검사로 어깨의 기능을 알 수 있을까요? 전혀 알 수 없겠죠. 그래서 특히 어깨는 반드시 기능 검사를 해야만 제대로 된 평가를 할 수 있습니다. 그렇지만 위의 움직임을 전부 검사하기엔 어렵기도 하고 번거롭기도 합니다. 이 모든 움직임을 한 번에 검사하는 방법이 있습니다. 바로 어플리 스크래치 테스트 '등 만지기 검사'입니다. 검사 방법은 다음과 같습니다.

*검사 방법

① 양팔을 옆으로 뻗습니다.
② 한쪽 팔은 위로, 반대쪽 팔은 아래로 보냅니다.
③ 다시 반대쪽으로 한 번 더 실시합니다.
④ 두 손 사이의 간격을 체크합니다.
⑤ 두 손 사이의 간격이 손바닥 길이보다 짧으면 정상, 길면 비정상입니다.

코어 기능을 평가하는 검사: 누워서 한 다리 들기

'코어가 중요합니다.'
'코어가 튼튼해야 합니다.'

'코어'라는 말을 한 번쯤은 들어 봤지만, 정확하게 코어가 무엇을 뜻하는지는 잘 모르는 경우가 많습니다. 긴 막대 풍선을 예로 들어 보겠습니다.

막대 풍선에 바람을 넣기 전에는 똑바로 서 있지 못하고 힘없이 쓰러집니다. 그런데 안에 공기를 채워 넣으면 똑바로 서게 됩니다. 안에 공기가 적게 들어 있으면 서 있는 힘이 약할 것입니다. 공기가 빵빵하게 들어가 있다면? 보다 튼튼하게 서 있을 수 있겠죠.

우리 몸에서 코어가 하는 역할이 바로 막대 풍선의 공기와 같습니다. 코어가 튼튼하다는 것은 공기가 빵빵하게 들어가 있는 것처럼 우리 몸을 바르게 잡아 줄 수 있는 상태를 말합니다. 하지만 코어가 약하면 공기가 약하게 들어가서 흐물흐물한 막대 풍선처럼 됩니다. 우리 몸을 안정적으로 잡아 주지 못합니다. 그래서 다치기 쉬운, 틀어지기 쉬운 상태가 되는 것입니다. 그래서 체형에 있어서 가장 중요한 기능을 하는 것이 바로 코어입니다. 코어가 약하면 척추를 제대로 지지할 수 없습니다. 척추 지지가 안 돼서 틀어지면 측만증, 내려앉으면 디스크가 되는 것입니다. 그렇기 때문에 코어의 기능을 미리 평가하여 예방, 관리하는 것이 매우 중요합니다.

① 똑바로 누운 상태에서 팔을 30도 정도 벌립니다.

② 한쪽 다리는 굽히고, 한쪽 다리는 폅니다.

③ 편 다리를 45도 정도 들어 줍니다.

④ 그 상태에서 상체와 하체가 일자가 될 때까지 몸을 들어 올립니다.

⑤ 각 방향을 3번씩 실시합니다.

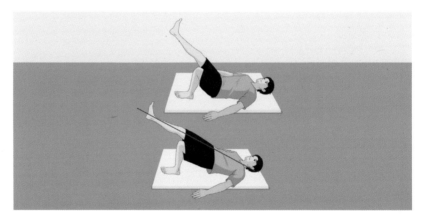

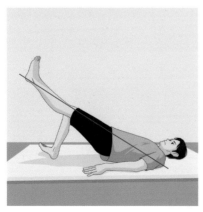

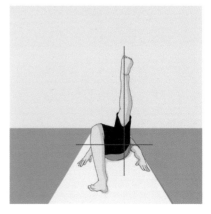

*코어 기능이 약한 경우

① 골반이 완전히 펴지지 않는다.

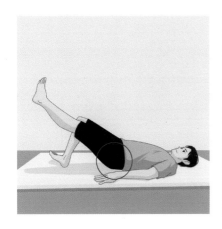 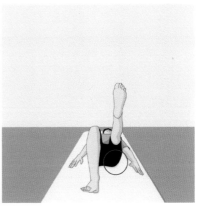

② 양 허벅지가 평행을 유지하지 못한다.

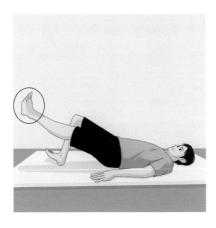 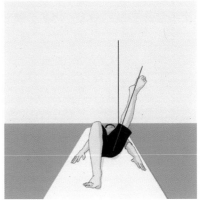

③ 몸이 좌우로 흔들린다.

아이를 위한 가장 쉽고 간단한 교정 운동

아이는 복잡한 동작을 따라 하기 힘듭니다. 어른도 처음 보는 동작을 배우기가 힘든데 아이는 오죽할까요? 아이가 쉽게 보고 따라할 수 있으면서도 효과적인 교정 운동을 소개합니다.

가장 쉽고 간단한 목, 어깨 교정 운동: 누워 가슴 돌리기

목, 어깨 교정 운동의 핵심은 목, 가슴, 척추입니다. 이 3가지를 모두 동시에 바로잡아야 효과적인 교정이 될 수 있습니다. 이 동작은 목과 어깨의 정렬을 바르게 해 주고, 굽은 등을 펴주는 동작입니다. 한 방향당 10회씩 3세트 해 주세요.

가장 쉽고 간단한 골반, 무릎 교정 운동: 한발 버티며 숙이기

골반, 무릎 교정 운동의 핵심은 골반 기능을 튼튼하게 만드는 것입니다. 한 발로 내 몸의 균형을 잘 잡아 주는 게 골반의 가장 중요한 기능입니다. 이 동작은 균형을 잡는 것이 핵심이므로 천천히 제대로 하는 것이 중요합니다. 한 방향당 10회씩 3세트 해 주세요. 처음에 균형 잡는 게 힘들다면 5회씩 해도 좋습니다.

근육 기능 검사와 림프 마사지: 잠든 근육 깨우기

대부분의 체형 틀어짐은 속근육의 이상으로 발생합니다. 우리 몸의 근육은 수의근과 불수의근으로 나눌 수 있습니다. 수의근은 내 의지대로 움직일 수 있는 근육을 말합니다. 수의근은 흔히 생각하는 우리 몸의 근육으로 보면 됩니다. 팔을 굽히고, 다리를 들고, 허리를 숙이는 동작은 우리가 의지대로 움직일 수 있는 수의근이 작동하기 때문입니다. 불수의근은 의지대로 움직일 수 없는 근육을 말합니다. 대표적인 것이 바로 심장 근육입니다. 우리 마음대로 심장을 빨리 뛰게 하거나 느리게 뛰게 할 수 없죠. 대부분 장기를 조절하는 근육들이 불수의근입니다.

그런데 수의근인데도 불수의근처럼 내 의지대로 움직일 수 없는 경우가 있습니다. 오랫동안 쓰지 않거나 체형 틀어짐으로 인해 뇌에서 근육으로 가는 신호가 제대로 연결되지 않는 것입니다. 쉽게 말해 근육이 잠든 상태입니다. 내 몸이 틀어지는 이유도 이렇게 특정 근육이 잠들게 되면서 움직임이 틀어지게 되기 때문입니다. 그래서 잠든 근육을 찾아서 깨워 주면 체형은 알아서 바르게 잡히게 되어 있습니다.

그럼 어떻게 해야 할까요? 우선 어느 근육이 잠들어 있는지 찾아야 합니다. 잠든 근육을 찾아 주는 근육 기능 검사 방법이 있습니다. 잠든 근육을 찾았다면 근육을 깨워야겠죠. 잠든 근육을 깨워 주는 근육 림프 마사지가 있습니다.

이 두 가지 방법을 통해 내 몸을 정상적으로 움직일 수 있습니다. 그럼 체형도 자연스럽게 잡히게 됩니다.

잠들어 있는 근육을 검사하는 근육 기능 검사 방법을 알아보겠습니다. 이 책에서는 일반적으로 관찰되는 주요한 근육들을 알아볼 예정입니다.

(1) 근육 기능 검사 방법

각 근육이 힘을 줄 수 있는 자세를 취하고, 손으로 가볍게 눌러봅니다. 손으로 누를 때는 강한 힘이 아니라 근육에 제대로 힘이 들어가는지 안 들어가는지만 체크하면 됩니다. 그래서 강도를 한 번에 1에서 10으로 주는 것이 아니라 1, 2, 3 …… 10 이렇게 서서히 힘을 올려서 잘 버티는지 확인합니다. 힘을 준 후에는 약 2초간 버티는지 확인합니다.

(2) 근육 림프 마사지 방법

근육 기능 검사에서 잠든 근육을 찾습니다. 만약 잠든 상태였다면 해당 근육에 연결되는 림프절(림프 반사점)을 풀어서 잠든 근육을 깨워줍니다. 마치 어두운 방을 밝히기 위해 전등 스위치를 켠다고 생각하면 됩니다. 양손 끝을 사용하여 해당 림프절을 눌러서 10초간 마사지해 줍니다. 만약 근처에 통증이 있는 곳이 있다면 그곳을 좀 더 집중해서 풀어 줍니다. 10초간 마사지 후 다시 근육 검사를 통해 잠든 근육이 잘 작동되는지 확인합니다. 각 근육에 해당하는 근육 림프절은 우리 몸의 앞, 뒤에 하나씩 존재합니다, 그래서 2군데 모두 풀어 줘야 합니다. (14페이지 림프 반사점에 대한 개념 설명이 있습니다)

① **흉쇄유돌근**

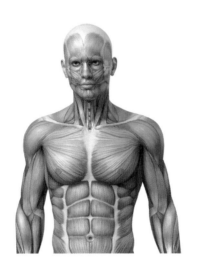

목 앞, 옆을 지지해 주는 근육입니다. 어깨에 아무것도 없는데 항상 무거운 짐을 짊어지고 다니는 것 같은 경험이 있으신가요? 일자 목이거나 목, 어깨 뒤가 항상 무겁고 결리는 느낌이 있는 경우 이 근육이 잠들어 있는 경우가 많습니다.

정상적인 상태에서는 목 앞, 뒤 근육이 동시에 머리를 지지해 주고 있습니다. 그런데 목 앞의 흉쇄유돌근이 잠든 상태가 되면 뒤에 있는 근육이 머리의 무게를 혼자 지지해야 합니다. 무거운 짐이 없는데도 무거운 짐을 짊어지고 있는 느낌이 바로 이 때문입니다. 여기서 아무리 목과 어깨를 마사지를 해 줘도 시간이 지나면 다시 무거워지는 이유가 목 앞에 있는 흉쇄유돌근이 계속 잠들어 있기 때문입니다.

*흉쇄유돌근 검사 방법

 근육 검사 영상

① 바르게 누운 상태에서 고개를 왼쪽으로 돌립니다.
② 그 상태에서 그대로 손으로 머리를 받쳐 주면서 앞으로 살짝 들어
   줍니다. 목이 바닥에 살짝 뜰 정도만 들면 됩니다.
③ 그 상태에서 손을 떼고, 피험자는 그 상태를 유지하도록 합니다.
④ 흉쇄유돌근이 올라오는 것을 확인합니다.
⑤ 손으로 머리를 바닥으로 약하게 눌러 줍니다.
⑥ 2초 이상 버티는지 확인합니다.
⑦ 버티면 정상, 못 버티면 잠든 상태입니다.

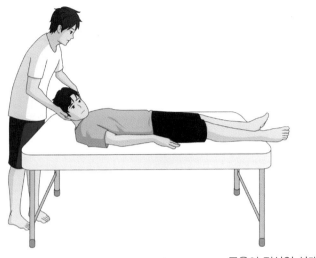

근육이 정상인 상태

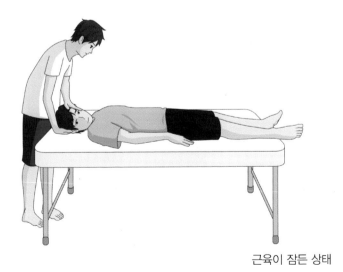

근육이 잠든 상태

※잠든 흉쇄유돌근 깨우기

 근육 깨우기 영상

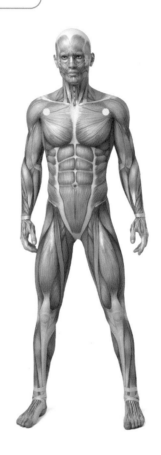

해당 부위를 손으로 10초간 부드럽게 마사지해 줍니다.

② 극상근

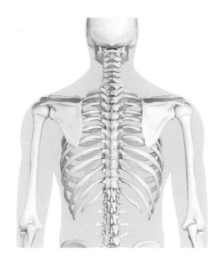

극상근은 어깨 속근육인 회전근개 중 하나입니다. 팔을 옆으로 올려 주는 기능을 합니다. 그리고 단순히 팔을 올릴 때만 사용되는 것이 아니라 어깨를 안정적으로 잡아 주는 역할을 합니다. 그래서 다른 여러 동작에서도 보조적인 역할을 하는 중요한 어깨 속근육입니다.

극상근이 잠든 상태가 되면 어깨의 전반적인 기능에 문제가 생깁니다. 어깨 질환 중에 충돌증후군이 있는데, 그 원인이 되는 근육이 바로 극상근입니다. 그리고 어깨를 올리기 힘든 '오십견'의 원인이 되기도 합니다. 아이의 학습 장애와도 깊은 연관이 있는 근육입니다. 흔히 어깨가 불편한데, 어깨 겉이 아니라 어깨 속이 아픈 느낌이 드는 경우가 있습니다. 이때 극상근이 잠든 경우가 많습니다.

*극상근 검사 방법

 근육 검사 영상

① 바르게 눕습니다.

② 팔을 옆으로 20도 정도 벌린 후, 살짝 앞으로 들어 줍니다.

③ 이때 엄지의 방향이 살짝 바깥쪽을 향하도록 팔을 돌려줍니다.

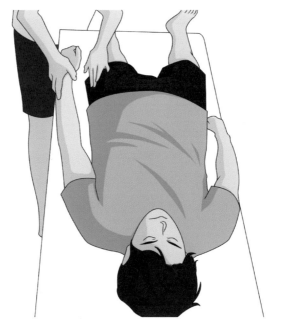

근육이 정상인 상태

④ 손목을 허벅지 옆 방향으로 살짝 눌러 줍니다.

⑤ 2초 이상 버티는지 확인합니다.

⑥ 버티면 정상, 못 버티면 잠든 상태입니다.

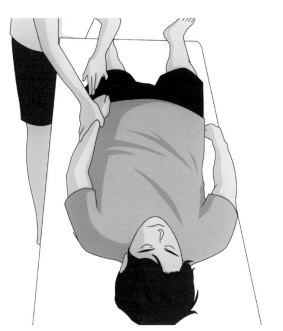

근육이 잠든 상태

*잠든 극상근 깨우기

 근육 깨우기 영상

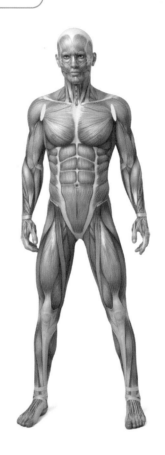

해당 부위를 손으로 10초간 부드럽게 마사지해 줍니다.

③ 광배근

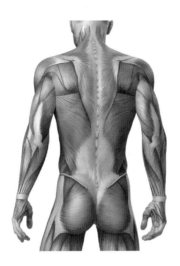

광배근은 팔에서 허리, 골반까지 이어지는 말 그대로 등 전체를 덮고 있는 근육입니다. 팔을 당기는 동작을 할 때 사용되는 근육입니다. 우리 몸이 바르게 서 있을 수 있도록 뒤에서 잡아 줍니다. 또한 어깨를 움직일 때도 아주 중요하게 사용됩니다. 골반 아래쪽에도 연결되어 있어서 골반을 잡아 주는 역할도 합니다. 이렇게 광배근은 어깨, 등, 허리, 골반까지 전체를 잡아 주는 아주 중요한 근육입니다.

광배근이 잠든 상태가 되면 일단 어깨를 뒤에서 잡아 주지 못하기 때문에 굽은 등, 거북목 체형이 됩니다. 그래서 아이 체형에 있어서 가장 중요한 근육 중 하나입니다. 허리를 잡아 주지 못해 허리 통증의 원인이 되기도 하고, 어깨 통증의 원인이 되기도 합니다.

※광배근 검사 방법

 근육 검사 영상

① 바르게 눕습니다.

② 팔꿈치를 편 상태에서 손등이 허벅지에 닿도록 팔을 안으로 돌려줍니다.

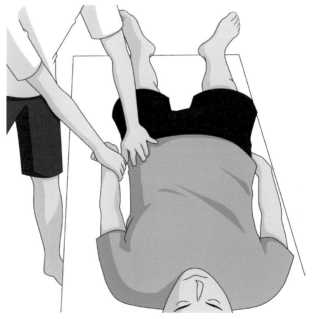

근육이 정상인 상태

③ 손목을 몸에서 대각선 바깥 방향으로 멀어지는 방향으로 힘을 줍니다.

④ 2초 이상 버티는지 확인합니다.

⑤ 버티면 정상, 못 버티면 잠든 상태입니다.

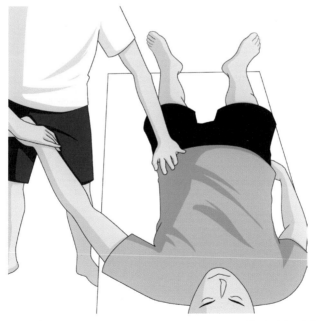

근육이 잠든 상태

※잠든 광배근 깨우기

 근육 깨우기 영상

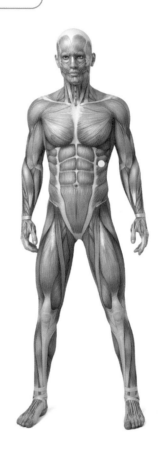

해당 부위를 손으로 10초간 부드럽게 마사지해 줍니다.

④ 복직근

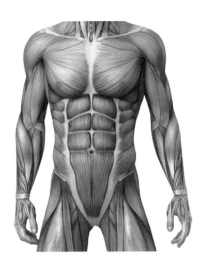

복근은 '몸짱'의 상징으로 알려져 있습니다. 자기 관리의 상징이기도 하죠. 하지만 복직근이라고 불리는 이 근육은 단순히 좋고, 멋진 근육이 아니라 우리 몸에서 아주 중요한 역할을 담당합니다. 바로 허리의 역할을 이 복직근이 하고 있습니다. 허리라고 하면 뒤에 있는 부분만 허리라고 생각하시나요? 허리는 앞, 옆, 뒤 모두 다 포함합니다. 마치 복대처럼 앞, 옆, 뒤 모두 잡아 줘야 비로소 제대로 된 허리의 역할을 하는 것입니다.

그런데 허리가 약한 사람들을 보면 대부분 허리 뒤가 아니라 앞, 옆이 약해져 있는 경우가 많습니다. 복직근이 잠든 상태가 되면 복직근이 해야 할 일을 허리 뒤 근육이 대신하게 됩니다. 그럼 근육이 무리하게 되면서 허리 뒤 통증이 생깁니다. 이런 경우 허리 뒤 운동을 아무리 해도 허리가 나아지지 않습니다. 오히려 허리가 더 불편하게 되죠. 이렇게 허리가 틀어지는 원인이 되기도 합니다.

＊복직근 검사 방법

 근육 검사 영상

① 무릎을 살짝 굽히고 바르게 앉습니다.
② 손은 엑스 모양으로 하고 어깨에 힘을 풉니다.
③ 허리를 바르게 펴 줍니다.
④ 그 상태로 허리를 받쳐 준 상태에서 60도 정도 눕습니다.
⑤ 엄마는 몸을 바닥으로 밀고, 아이는 배에 힘을 줘서 버팁니다.
⑥ 2초 이상 버티는지 확인합니다.
⑦ 버티면 정상, 못 버티면 잠든 상태입니다.

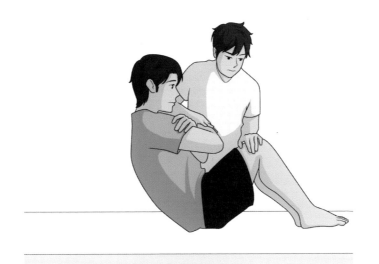

근육이 정상인 상태

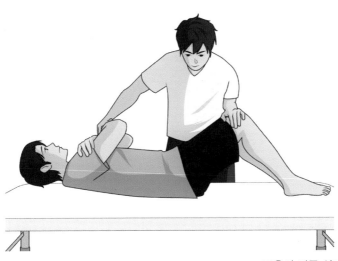

근육이 잠든 상태

*잠든 복직근 깨우기

 근육 깨우기 영상

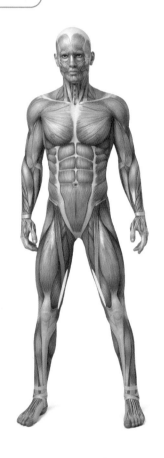

해당 부위를 손으로 10초간 부드럽게 마사지해 줍니다.

⑤ 요방형근

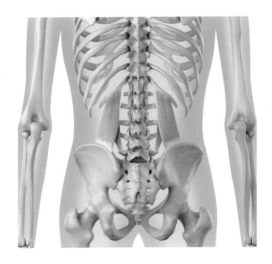

요방형근은 갈비뼈와 골반에 붙어 있는 근육입니다. 우선 골반을 바로 잡아 주는 역할을 합니다. 그리고 숨 쉴 때 갈비뼈를 잡아 주기 때문에 숨 쉬는데 있어서도 중요한 기능을 하는 근육입니다. 허리를 움직일 때도 양옆을 잡아 주는 역할을 합니다.

요방형근이 잠든 상태가 되면 일단 골반이 틀어지면서 불안정한 상태가 됩니다. 그럼 무릎과 발목의 부담이 증가하면서 아래쪽으로 통증이 생길 수 있습니다. 호흡이 불안정해질 수도 있습니다. 숨을 마실 때 공기가 들어오면서 갈비뼈가 커져야 하는데 요방형근이 아래쪽을 잡아 주지 못하게 됩니다. 그럼 상대적으로 위쪽으로 긴장이 많이 되면서 목 주변 근육이 뭉치고, 무겁게 됩니다.

*요방형근 검사 방법

 근육 검사 영상

① 똑바로 눕습니다.

② 두 다리를 한쪽으로 당겨줍니다.

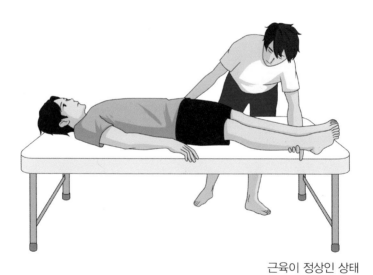

근육이 정상인 상태

③ 한쪽 손은 골반에 두고, 한쪽 손을 두 발목 아래를 잡습니다.

④ 몸의 중심 쪽으로 다리를 당깁니다.

⑤ 2초 이상 버티면 정상, 못 버티면 잠든 상태입니다.

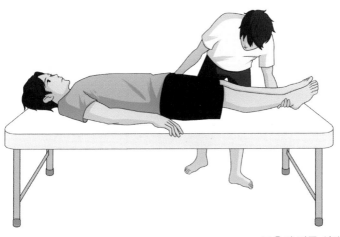

근육이 잠든 상태

*잠든 요방형근 깨우기

 근육 깨우기 영상

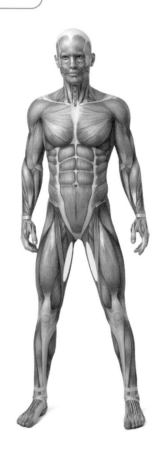

해당 부위를 손으로 10초간 부드럽게 마사지해 줍니다.

⑥ 장요근

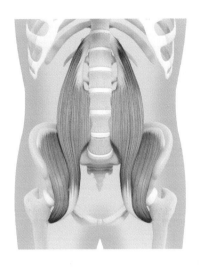

장요근은 허리 근육 중에서 가장 중요한 속근육입니다. 허리에서 다리까지 연결되어 있는 근육으로 골반과 허리에 중요한 역할을 합니다. 허리를 숙이는 기능을 하고, 다리를 들어 올리는 기능도 합니다. 오래 앉아 있는 경우 장요근이 짧아져 기능을 제대로 못 하는 경우가 많습니다. 다리를 꼬는 습관이 있다면 장요근의 불균형이 생깁니다. 골반이 틀어지는 원인이 되기도 합니다.

장요근이 잠든 상태가 되면 골반, 무릎, 발목 중에서 골반의 기능이 잠들게 됩니다. 그럼 골반이 해야 할 일을 무릎, 발목이 대신하게 되면서 무릎 통증, 발목 통증이 발생하게 됩니다. 마찬가지 원리로 허리의 기능이 떨어지면서 허리 뒤 근육이 무리하게 되는 원인이 되기도 합니다.

※장요근 검사 방법

근육 검사 영상

① 똑바로 눕습니다.

② 발끝을 바깥으로 45도 정도 돌린 상태에서 앞으로 살짝 들고 옆으로 벌려줍니다.

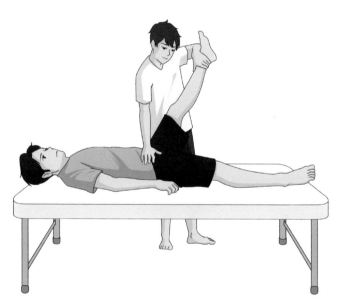

근육이 정상인 상태

③ 엄마는 아이의 발목에 손을 대고 바닥으로 눌러 줍니다.

④ 아이는 다리가 바닥에 떨어지지 않도록 골반에 힘을 주고 버팁니다.

⑤ 2초 이상 버티면 정상, 못 버티면 잠든 상태입니다.

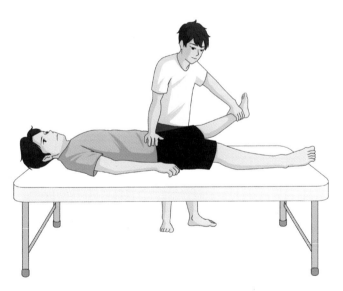

근육이 잠든 상태

*잠든 장요근 깨우기

 근육 깨우기 영상

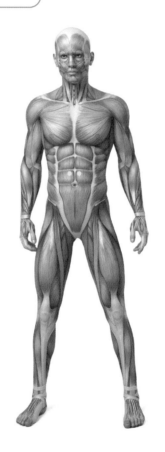

해당 부위를 손으로 10초간 부드럽게 마사지해 줍니다.

⑦ 중둔근

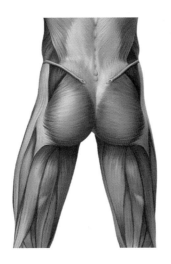

중둔근은 엉덩이 옆 근육입니다. 다리를 옆으로 벌려 주는 기능을 합니다. 하지만 그보다 더 중요한 역할은 다리의 균형을 잡아 주는 것입니다. 우리는 걸을 때 한 발씩 걷는데, 이때 넘어지지 않도록 몸 전체의 균형을 잡아 주는 것입니다. 골반을 안정적으로 잡아 주면서 동시에 무릎과 발목이 흔들리지 않도록 해 주는 근육입니다.

중둔근이 잠든 상태가 되면 골반이 불안정하게 됩니다. 그럼 걸을 때 무릎과 발목이 불안정해지면서 통증이 발생할 수 있습니다. 골반 높이가 달라져 다리 길이가 달라지기도 합니다. 골반이 한쪽으로 틀어지는 원인이 되기도 합니다.

※중둔근 검사 방법

 근육 검사 영상

① 옆으로 눕습니다.

② 다리를 위로 30도 들어 줍니다.

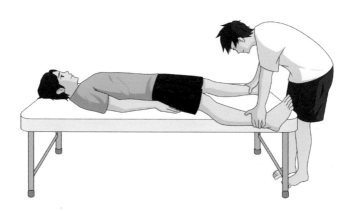

근육이 정상인 상태

③ 엄마는 아이의 발목 옆에 손을 대고 바닥을 향해 눌러 줍니다.

④ 아이는 다리가 내려가지 않도록 버팁니다.

⑤ 2초 이상 버티면 정상, 못 버티면 잠든 상태입니다.

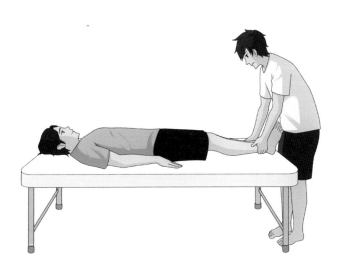

근육이 잠든 상태

*잠든 중둔근 깨우기

 근육 깨우기 영상

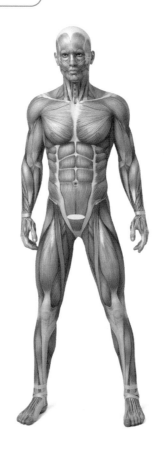

해당 부위를 손으로 10초간 부드럽게 마사지해 줍니다.

⑧ 햄스트링

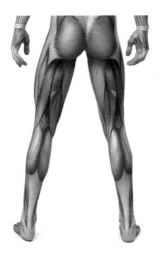

햄스트링은 허벅지 뒤 근육 전체를 말합니다. 무릎과 고관절로 이어져 있기 때문에 무릎과 고관절에 모두 중요한 역할을 합니다. 허리와 상체를 바로 세워 주고, 보행 시에도 무릎을 잡아 주는 기능을 합니다. 특히 오래 앉아 있는 경우 햄스트링이 늘어난 상태로 힘이 풀려 있기 때문에 제대로 기능을 못하는 경우가 많습니다.

햄스트링이 잠든 상태가 되면 무릎과 고관절 모두 불안정한 상태가 됩니다. 보행 시 상체를 바로잡기 힘들어지면서 허리가 대신 부담을 가집니다. 허리에 통증이 나타나기도 하고, 골반을 뒤로 잡아 주지 못하면서 골반이 틀어지기도 합니다. 무릎을 뒤에서 잡아 주지 못해 무릎 앞쪽에 부담이 늘어나면서 무릎 통증도 발생합니다.

*햄스트링 검사 방법

 근육 검사 영상

① 엎드려 눕습니다.

② 무릎을 90도 굽혀 줍니다.

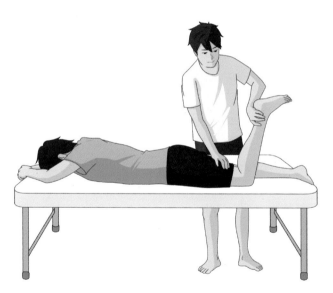

근육이 정상인 상태

③ 발목을 잡고 발을 바닥으로 내리는 방향으로 힘을 줍니다.

④ 2초 이상 버티면 정상, 못 버티면 잠든 상태입니다.

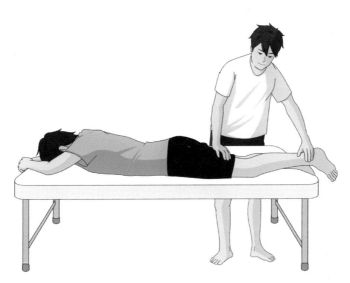

근육이 잠든 상태

*잠든 햄스트링 깨우기

 근육 깨우기 영상

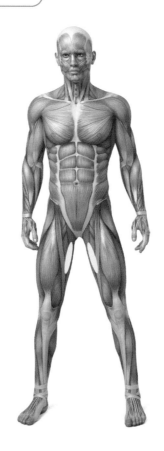

해당 부위를 손으로 10초간 부드럽게 마사지해 줍니다.

⑨ 대둔근

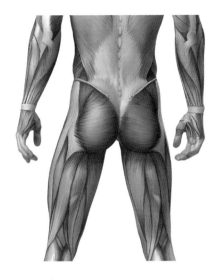

대둔근은 엉덩이 근육입니다. 근육이 크고 두꺼운 만큼 우리 몸에서 다양한 역할을 합니다. 우선 두 발로 서서 걸을 수 있게 해 주는 근육입니다. 상체와 하체를 연결시켜 주고, 앉았다 일어서는 동작에서도 가장 중요한 역할을 합니다. 사실상 우리 몸에서 가장 중요한 근육이라고 해도 과언이 아닙니다. 대둔근이 잠든 상태는 현대인에게 많이 나타나는 증상입니다. 흔히 '엉덩이 기억 상실증'이라고 불리기도 합니다. 오래 앉아 있는 상태에서는 대둔근이 늘어난 상태가 오랫동안 지속되는데, 그게 쌓이면 대둔근이 잠든 상태가 되는 것입니다.

대둔근이 잠들게 되면 대둔근이 하는 다양한 역할을 다른 근육이 대신하게 됩니다. 그 과정에서 허리 근육이 부담을 갖게 되면 허리가 틀어질 수 있습니다. 그리고 오래 앉아 있거나 앉았다 일어설 때 허리가 불편해질 수밖에 없습니다. 고관절의 기능이 떨어지면서 좌골신경통, 무릎 통증, 종아리 부종 등이 나타날 수 있습니다.

*대둔근 검사 방법

 근육 검사 영상

① 엎드려 눕습니다.
② 무릎을 90도 굽혀 줍니다.
③ 무릎을 살짝 위로 들어 줍니다. 이때 몸이 좌우로 흔들리지 않게 주의합니다.
④ 아이의 허벅지에 손을 대고 바닥으로 눌러 줍니다.
⑤ 2초 이상 버티면 정상, 못 버티면 잠든 상태입니다.

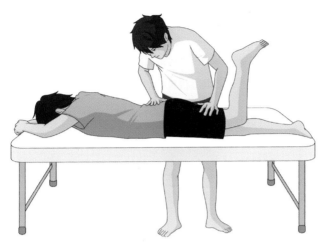

근육이 정상인 상태

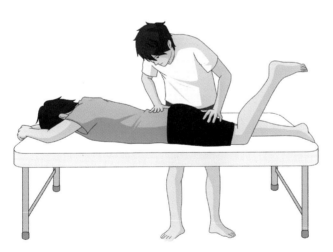

근육이 잠든 상태

*잠든 대둔근 깨우기

 근육 깨우기 영상

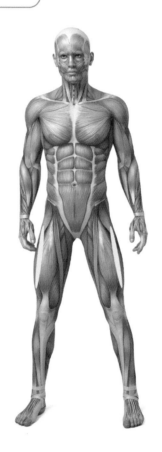

해당 부위를 손으로 10초간 부드럽게 마사지해 줍니다.

⑩ 중부 승모근

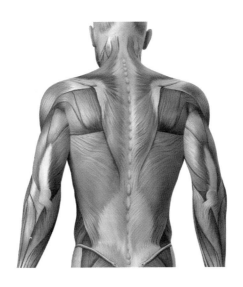

　승모근은 목에서 등까지 넓게 펴져 있는 근육입니다. 흔히 승모근이 뭉쳐 있다고 표현하는 승모근은 상부 승모근입니다. 상부 승모근이 뭉치는 이유는 중부, 하부 승모근이 잠들어 있기 때문입니다. 승모근의 역할은 상부와 중부, 하부가 각각 다릅니다. 중부 승모근은 가운데 척추와 날개뼈 사이에 붙어 있으며, 날개뼈를 조절해 주는 역할을 합니다. 우리가 팔을 움직일 때는 팔만 움직이는 것이 아니라 날개뼈도 같이 움직이는데, 날개뼈가 잘 움직이지 못하면 어깨가 틀어지거나 통증이 발생합니다.

중부 승모근이 잠든 상태가 되면 날개뼈를 뒤에서 잡아 주지 못하기 때문에 굽은 등, 거북목 체형이 됩니다. 구부정한 자세를 만드는 가장 큰 원인이 바로 중부 승모근입니다.

*중부 승모근 검사 방법

 근육 검사 영상

① 엎드려 눕습니다.
② 팔을 옆으로 뻗어 주고, 엄지손가락이 위를 향합니다.
③ 팔을 뻗은 상태에서 팔을 위로 들어 줍니다. 이때 날개뼈가 접히는 느낌이 있어야 합니다.
④ 손목에 손을 대고 바닥으로 눌러 줍니다.
⑤ 2초 이상 버티면 정상, 못 버티면 잠든 상태입니다.

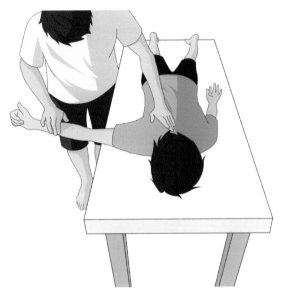

근육이 정상인 상태

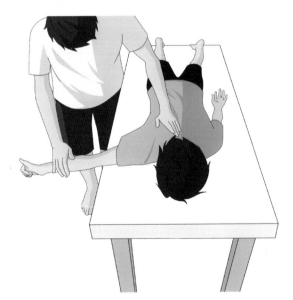

근육이 잠든 상태

※잠든 중부 승모근 깨우기

 근육 깨우기 영상

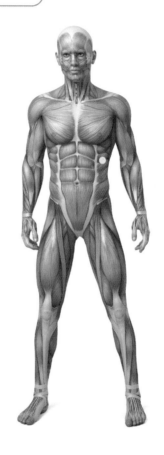

해당 부위를 손으로 10초간 부드럽게 마사지해 줍니다.

⑪ 하부 승모근

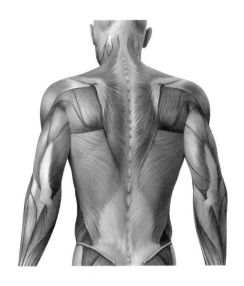

하부 승모근은 중부 승모근과 함께 거북목, 굽은 등 체형에 있어서 가장 중
요한 근육입니다. 중부 승모근과 함께 날개뼈를 조절해 주는 기능을 합니다.
특히 어깨가 결리거나 무거운 증상은 하부 승모근과 상부 승모근의 균형이
맞지 않아 발생하는 것입니다. 하부 승모근이 잠들게 되면 상부 승모근의 긴
장이 늘어나기 때문입니다.

*하부 승모근 검사 방법

 근육 검사 영상

① 엎드려 눕습니다.

② 팔을 옆으로 뻗어 주고, 엄지손가락이 위를 향합니다.

③ 팔을 뻗은 상태에서 팔을 위로 들어 줍니다. 이때 날개뼈가 접히는
느낌이 있어야 합니다.

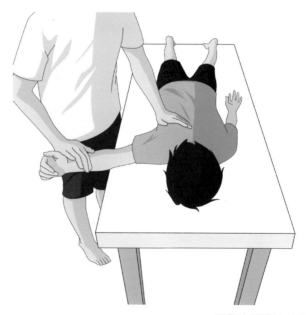

근육이 정상인 상태

④ 손목에 손을 대고 바닥으로 눌러 줍니다.

⑤ 2초 이상 버티면 정상, 못 버티면 잠든 상태입니다.

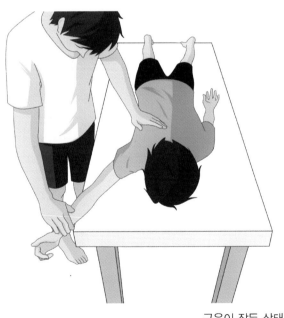

근육이 잠든 상태

※잠든 하부 승모근 깨우기

 근육 깨우기 영상

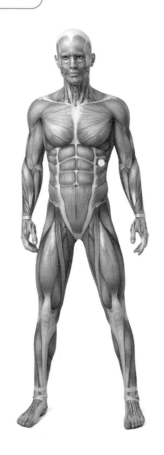

해당 부위를 손으로 10초간 부드럽게 마사지해 줍니다.

PART 3

그럼에도 교정 전문가를
찾아가야 할 때

실패 없는 전문 기관 찾는 법

지금까지 집에서 엄마가 아이에게 해 줄 수 있는 체형 교정 운동법에 대해 설명했지만, 그럼에도 전문가의 도움이 필요한 경우가 있습니다. 하지만 큰 병원이라고 해도, 전문가라고 해도 우리 아이에게는 맞지 않을 수 있습니다. 병원 명성이나 명의가 아닌, 우리 아이를 믿고 맡길 만한 병원과 전문가를 찾아가는 것이 중요합니다.

요즘은 인터넷에 조금만 검색해 봐도 어느 병원이 좋은지, 어느 전문가가 유명한지 알 수 있습니다. 하지만 유명하다고 해서 무조건 실력이 있는 것은 아닙니다. 이번 주제에서는 이런 시행착오를 줄일 수 있도록 불필요한 치료와 과잉 진료를 피하는 방법을 이야기해 보겠습니다.

이런 한의원은 피하세요

첫째, 진단이 없는 한의원은 피하세요. 컴퓨터가 고장 났을 때 제일 먼저 무엇을 하나요? 고장 났다고 바로 새 컴퓨터를 사나요? 일단 어느 부분이 고장 났는지 검사부터 해야 합니다. 바이러스에 걸렸는지, 악성코드에 감염됐는지 등 어디에 문제가 있는지 알아야겠죠. 우리 몸도 마찬가지입니다. 한의원이든, 병원이든, 운동 센터든 가장 기본은 검사입니다. 검사 없는 치료는 의미가 없습니다. 검사를 안 하면 어디가 문제인지 알 수가 없는데, 당연히 제대로 된 치료가 될 리가 없죠. 하지만 생각보다 검사도 없이 치료를 하는 곳은 많습니다.

한의원의 경우 병원처럼 엑스레이와 같은 진단 기기가 없습니다. 그래서 맥진(脈診)을 하거나 어디가 어떻게 아픈지 물어보는 문진, 직접 손으로 만져보는 촉진 등 한의사가 직접 진단을 해야 합니다. 한의사 대신 검사해 줄 진단 기기가 없기 때문에 한의사의 진단은 치료에 있어서 매우 중요합니다. 특정 진단이 좋고 나쁨은 없습니다. 다만 어떤 형태로든 본인만의 진단 방법을 통해 검사를 하는 것이 중요합니다.

간혹 허리가 아프다고 한의원에 갔는데 아무 진단도 없이 바로 허리에 침을 놓는 한의사도 있습니다. 허리가 아픈 사람 10명이 있으면 10명 모두 허리가 아픈 원인은 다 다릅니다. 그런데 진단도 없이 바로 허리에 침을 놓는다면 본인이 아는 허리 치료 방법은 하나밖에 없는 거겠죠. 그런 곳이라면 어떤 치료든 제대로 된 효과를 볼 수 없습니다. 우리 아이가 아파서 한의원에 갔을 때도 어떠한 형태로든 진단을 꼼꼼하게 해 주는 곳을 찾아가세요. 진단에 대한 충분한 설명 없이 치료부터 얘기하는 한의원이라면 환자보다는 돈을 우선시할 확률이 높습니다.

둘째, 무조건 한약부터 권하는 한의원은 피하세요. 한의원에서 치료하는 방법은 침, 추나, 한약 등이 있습니다. 여기서 가장 비싼 치료는 한약입니다. 오자마자 바로 한약을 먹어야 한다고 한약부터 권하는 한의원도 있습니다. 역시 환자보다 돈을 우선시하는 한의원입니다. 물론 한약이 필요한 경우도 분명 있습니다. 그러기 위해선 우선 충분한 진단과 설명이 있어야겠죠. 어떠한 치료든 정확한 진단이 없으면 의미가 없습니다.

이런 병원은 피하세요

첫째, 검사만 주야장천 시키는 병원은 피하세요. '난 분명히 아픈데, 왜 검사하면 이상이 없다고 하는 거지?' 이런 경험, 한 번쯤은 있을 겁니다. 그건 정말로 우리 몸에 이상이 없는 것이 아닙니다. 진단 기기가 아픈 곳의 원인을 찾아내지 못한 것입니다. 진단 기기는 과학의 발전과 함께 엄청난 발전을 이뤘습니다. 하지만 그렇다고 모든 것을 찾아내지는 못합니다. 진단 기기에 모든 것을 의존하는 병원은 조심해야 합니다.

병원은 한의원과는 반대로 진단 기기가 많고 다양합니다. 그래서 치료를 시작하기 전에 검사비로 돈이 더 많이 나가는 경우도 많습니다. 하지만 진단 기기가 아무리 많다고 하더라도 결국 사람이 먼저입니다. 현재 우리 아이의 몸 상태를 충분히 들어 봐야 합니다. 그리고 현재 상태에서 어떤 검사가 필요한지 체크해야 합니다. 기계적으로 오자마자 검사부터 시키는 곳은 피하세요. 사람의 말보다 진단 기기의 결과지를 우선시하는 병원입니다.

둘째, 시술과 수술부터 권하는 병원은 피하세요. 시술과 수술은 우리 몸에 심각한 부담을 줍니다. 불필요한 시술과 수술은 당장은 괜찮을 수 있습니다. 하지만 몇 년 뒤에 부작용과 후유증이 무조건 나타나게 됩니다. 의사는 몇 시간만 수술하면 끝이지만 아이는 수술한 몸을 80년, 90년 혹은 그 이상을 써야 합니다. 어떤 상황에서도 시술과 수술은 최후의 마지막 선택지가 되어야 합니다.

이런 교정 센터는 피하세요

요즘엔 병원, 한의원 말고도 교정을 전문으로 하는 운동 센터가 많이 늘어났습니다. 그래서 처음부터 운동으로 교정을 하는 경우도 많습니다. 역시 이런 교정 전문 센터도 주의해야 할 점이 있습니다.

첫째, 제대로 된 자격증이 있는지 확인해야 합니다. 병원과 한의원은 무조건 의사, 한의사 자격증이 있어야 할 수 있습니다. 하지만 운동 센터는 다릅니다. 자격증이 하나도 없어도 할 수 있습니다. 그래서 트레이너의 실력 차이가 하늘과 땅 차이입니다. 자격증은 수없이 많지만, 국가 자격증은 한 종류밖에 없습니다. 나머지는 민간 자격증입니다. 트레이너의 국가 자격증은 문화체육관광부에서 주는 '생활 체육 지도사' 자격증입니다. 그리고 요즘엔 물리 치료사 출신 트레이너도 있기 때문에 물리 치료사 자격증도 국가 자격증입니다.

국가 자격증이 있다고 해서 무조건 실력이 있는 것은 아닙니다. 운전 면허증과 똑같습니다. 운전 면허증이 있다고 운전을 잘하는 건 아닙니다. 그런데 운전 면허증이 없으면 운전을 못 하는 건 당연합니다. 최소한의 자격증입니다. 우리 아이의 몸을 맡길 사람인데 최소한의 자격증은 무조건 있어야 합니다.

둘째, 제대로 된 검사가 없는 센터는 피하세요. 운동 센터라도 나름의 검사는 있습니다. 앞서 본문에서 말한 것처럼 가만히 서서 찍는 검사만 한다면 피하세요. 최소한의 움직임 검사도 함께 해야 합니다. 꼭 이 책에 나오는 검사가 아니더라도 다른 움직임 검사는 해야 합니다. 제대로 된 검사가 없다면 맨날 똑같은 교정 운동만 시킬 확률이 높습니다.

셋째, 교정 운동을 하는데 아파도 무조건 참으라고 하는 센터는 피하세요. 아픈 것과 힘든 것은 다릅니다. 힘든 것은 정상이지만, 아픈 것은 비정상입니다. 실력 있는 트레이너는 아픈 동작이 있으면 가능한 동작부터 시작해 서서히 강도를 높여 갑니다. 실력 없는 트레이너는 아픈 동작이 있으면 무조건 참으라고 합니다. 결국에는 부상으로 이어질 수밖에 없습니다. 아픈 동작을 자연스럽게 안 아프게 만들어 주는 트레이너를 만나야 합니다. 이건 처음부터 알 수는 없습니다. 운동을 배우면서 트레이너와 호흡을 맞추며 알아가야 합니다.

넷째, 무조건 마사지만 하거나 무조건 운동만 하는 센터는 피하세요. 근육의 상태는 다 다릅니다. 근육이 뭉쳐 있는 경우도 있고, 반대로 근육의 힘이 너무 약해진 경우도 있습니다. 뭉친 근육은 풀어 주는 게 맞지만, 약해진 근육은 풀어 주면 힘이 더 약해지기 때문에 몸이 오히려 틀어집니다. 그래서 무조건 지압과 마사지 등으로 풀어 주기만 해서는 절대로 체형이 좋아질 수 없습니다. 일시적으로 피로만 풀릴 뿐이죠. 지압, 마사지와 같은 수동적인 방법만 써서 체형이 좋아질 수 있다고 하는 곳은 피하세요. 반대의 경우도 마찬가지입니다. 무조건 운동으로만 좋아질 수 있다고 하는 곳도 피해야 합니다. 약해진 근육은 운동을 하는 게 맞지만 뭉친 근육은 스트레칭, 마사지 등으로 우선 풀어 주면서 운동을 해야 합니다.

만병통치약은 없습니다. 증상에 맞는 약이 따로 있을 뿐입니다. 감기에 소화제를 먹으면 효과가 없습니다. 감기에는 감기약을 먹어야 합니다. 마사지, 스트레칭, 운동 모두 좋습니다. 하지만 내 상태에 맞게 해야 효과가 날 수 있습니다. 이 점을 꼭 명심하세요.

병원 약 70% 이상 줄일 수 있는 응급 경혈 마사지법

엄마 입장에서 아이가 아픈 것보다 더 마음 아픈 것이 있을까요? 더도 말고 덜도 말고 아프지만 말고 건강하게 자라길 원하는 것이 엄마의 마음입니다. 하지만 그런 엄마의 바람에도 아이가 아픈 경우가 생깁니다. 그럼 얼른 병원이나 약국에서 약을 처방받아 아이에게 먹입니다. 약을 좋아하는 아이는 없죠. 먹기 싫어서 울고불고 해도 엄마는 어쩔 수 없습니다. 나으려면 억지로라도 약을 먹여야 합니다. 약을 먹일 때마다 전쟁인 집도 많을 것입니다.

약을 먹고 나으면 그나마 다행입니다. 약을 먹어도 열이 떨어지지 않거나 증상이 나아지지 않는 경우도 있습니다. 그럼 주사 치료도 하고, 심하면 입원 치료도 합니다. 약을 먹는 건 마찬가지죠. 하지만 모든 약은 부작용이 있습니다. 아프면 당연히 약을 먹여야 하겠지만, 아플 때마다 약부터 먹이는 일도 부담스러운 것은 사실입니다. 아이가 먹는 약은 순하다고 하지만 그래도 약은 약이죠. 아이가 아플 때, 약을 먹이기 전에 엄마가 집에서 간단하게 해 줄 수 있는 치료 방법이 있다면 어떨까요? 아이 몸에 전혀 부담이 되지도 않습니다. 바로 '경혈 마사지'입니다.

아이가 밤늦게 아파서 당장 병원에 가기 힘든 상황 또는 집에 상비약이 떨어졌을 때 활용해도 좋습니다. 인터넷에 흔하게 돌아다니는 혈자리 마사지가 아닙니다. 한의사인 제가 실제 임상에서 침을 놓을 때 사용되는 진짜 경혈을 소개합니다. 이 방법만 알고 있어도 병원 약을 70% 이상 줄일 수 있습니다. 중요한 것은 이 혈자리 마사지가 약을 100% 대신할 수는 없습니다. 안전하게 아이 건강을 관리할 수 있는 선택지가 늘어나는 것입니다. 응급 경혈 마사지는 아이가 아플 때 우선적으로 사용해 보고 그래도 계속 아이가 아프다고 한다면 병원에 가서 의사의 진단을 받아야 합니다.

경혈 마사지에서 가장 중요한 것

경혈 마사지는 정확한 경혈 위치를 찾는 것이 가장 중요합니다. 경혈을 잘못 누르면 그냥 살을 누르는 것과 같기 때문에 아무 효과가 없습니다. 경혈은 우리 몸에서 보이지 않는 점을 찾는 것과 같습니다. 한의사는 해부학부터 시작하여 오랫동안 공부하고 실습을 해 왔기 때문에 바로바로 혈자리를 정확하게 찾아낼 수 있습니다. 그럼 해부학을 전혀 모르는 엄마는 어떻게 혈자리를 찾을 수 있을까요?

우선 혈자리 위치를 찾는 기준이 있어야 합니다. 모든 혈자리에서 기준이 되는 것은 바로 뼈입니다. 혈은 만져도 알 수 없지만, 뼈는 딱딱하기 때문에 만지면 바로 알 수 있습니다. 그래서 혈자리의 기준이 되는 뼈를 찾을 수 있으면, 혈자리도 정확하게 찾을 수 있습니다.

경혈은 연결되어 있는 경락에 따라 각각 고유의 효능이 있습니다. 그런데 침을 놓을 때는 하나의 혈에만 침을 놓는 것이 아니라 한 번에 여러 개의 혈에 침을 놓습니다. 왜냐하면 혈은 하나에만 작용했을 때보다 혈끼리의 조합을 하게 되면 더욱 효과적이기 때문입니다. 그래서 경혈 마사지를 할 때도 하나의 혈자리만 마사지하는 것보다 조합에 맞게 여러 개의 혈자리를 같이 마사지해 주는 것이 훨씬 더 좋습니다. 또한 침은 한 번에 여러 곳에 놓을 수 있지만 마사지는 동시에 할 수 없습니다. 그래서 순서대로 하나씩 마사지를 해 주면 비슷한 효과를 볼 수 있습니다.

경혈 마사지 방법

정확한 혈자리를 찾으면 혈자리를 둥근 볼펜 뚜껑으로 10초 정도 가볍게 눌러 줍니다. 10초간 5회~10회 반복합니다. 강도는 아프면서 시원한 정도가 적당합니다. 아프기만 한 강도는 너무 세고, 시원하기만 한 강도는 너무 약합니다. 그리고 누르는 힘이 가장 중요합니다. 서서히 강도를 올리고, 서서히 강도를 낮춰야 합니다. 가장 약한 강도를 1, 가장 센 강도를 10이라고 했을 때, 한 번에 1에서 10으로 누르는 것이 아닙니다. 1, 2, 3 …… 10 이렇게 서서히 눌러야 합니다.

소화 불량

아이가 가장 흔하게 아픈 증상이 바로 배 아픈 것입니다. 소화 불량이거나 체했을 때 해 줄 수 있는 경혈입니다.

(1) 합곡혈

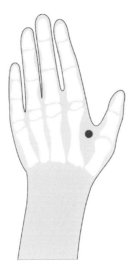

합곡혈은 거의 모든 병의 치료에 도움을 줄 수 있는 혈자리입니다. 그래서 우리 몸의 진통제라고도 할 수 있습니다. 기본적으로는 소화 불량, 복통, 변비, 설사 등 위장의 불편한 증상이 있을 때 효과가 좋습니다. 이외에도 치통, 두통, 해열에도 효과가 있습니다. 통증이 있을 때 가장 먼저 해 볼 수 있는 만병통치 혈자리입니다.

위치를 찾는 방법은 손바닥을 펼쳤을 때, 엄지손가락 관절과 검지 손가락 관절을 연결한 가상의 삼각형에서 중심이 되는 부분, 즉 손으로 눌렀을 때 쑥

들어가는 위치입니다. 왼손, 오른손 모두 눌러 줍니다. 더 아픈 곳은 더 많이 풀어줍니다.

(2) 태충혈

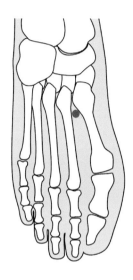

태충혈은 엄지발가락과 두 번째 발가락의 관절 사이의 끝 지점에 있는 혈 자리입니다. 왼발, 오른발 모두 눌러 줍니다. 더 아픈 곳이 있다면 더 많이 풀어줍니다.

머리가 아플 때 효과가 있는 혈자리입니다. 머리가 아프지 않더라도 머리를 맑게 해 주고, 집중력 향상에도 효과가 있습니다.

(1) 태양혈

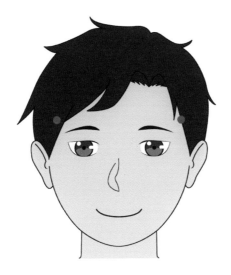

태양혈은 눈과 머리에 연결되어 있는 혈자리입니다. 피로를 완화시키고, 특히 눈을 맑게 해 주고 뇌를 상쾌하게 하는 효능이 있습니다. 그래서 두통, 편두통, 눈의 피로, 치통 등에 효과적입니다. 태양혈은 관자놀이에 있는 혈자리입니다. 사진과 같은 방법으로 엄지손가락으로 부드럽게 마사지해 줍니다.

(2) 백회혈

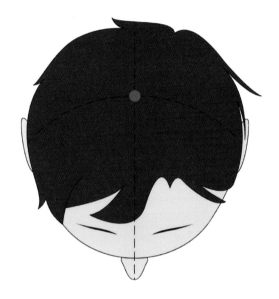

　백회혈은 사람의 몸에서 가장 높은 곳에 있는 혈자리입니다. 각 경혈을 한데 모아둔 곳입니다. 그래서 대뇌와 연결되어 있으며, 우리 몸의 음양을 조절해 주는 중요한 혈자리입니다. '인체의 5대 장수혈' 중 하나로서 백회혈만 잘 자극해 줘도 장수한다는 말이 있을 정도입니다. 뇌의 혈액 순환, 두통, 어지럼증, 건망증 등에 효과적입니다. 백회혈은 눈썹 사이의 중앙선과 귀의 끝부분을 연결한 선이 만나는 지점입니다. 마찬가지로 엄지손가락으로 부드럽게 마사지해 줍니다.

(3) 풍지혈

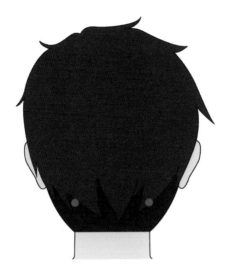

    풍지혈은 눈과 귀, 뇌로 통하는 혈자리입니다. 풍지혈 마사지는 머리로 가는 혈액 순환을 원활하게 만들어 줍니다. 그래서 머리가 가벼워지고 눈이 밝아집니다. 두통, 현기증, 안구건조, 비염 등의 증상에도 효과적입니다. 풍지혈은 뒷목 위에 있는 혈자리입니다. 정확한 위치는 귀 뒤쪽에 만져지는 동그란 뼈가 있는데, 이 뼈 바로 뒤에 움푹 들어간 곳이 풍지혈입니다. 양쪽 엄지손가락으로 부드럽게 마사지해 줍니다.

식욕 부진

아이들이 입맛이 없거나 밥을 잘 못 먹을 때 효과적인 혈자리입니다. 위장의 기능을 올려 주고 비위를 좋게 만들어 줍니다.

(1) 내관혈

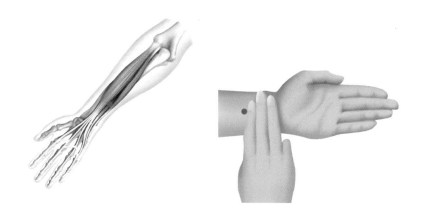

내관혈은 스트레스 해소에 좋은 혈자리입니다. 신경을 많이 쓰거나 스트레스를 많이 받으면 가슴이 답답하고 꽉 막힌 느낌이 들 때가 있습니다. 이때 가슴의 답답함을 풀어 주는 혈자리입니다. 그리고 식욕 부진, 입덧, 구역감, 구토 증상이 있을 때도 좋은 효과가 있습니다. 내관혈의 위치는 손목 안쪽의 중심선에서 손가락 세 마디만큼 들어간 곳에 있는 혈자리입니다. 손가락 세 마디는 본인의 마디 기준입니다. 아이에게 해 준다면 아이의 손가락 크기로 재어야 합니다. 좌우 모두 눌러 줍니다.

(2) 족삼리혈

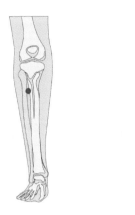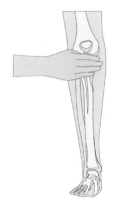

족삼리혈은 실제 침 치료를 할 때 가장 많이 활용되는 혈자리 중 하나입니다. 무병장수의 혈자리로 불리기도 합니다. 우리 몸의 면역력을 올려 주고, 혈액 순환을 도와줍니다. 식욕 부진과 소화 불량에도 효과가 좋습니다. 이외에도 비염, 생리통, 고혈압, 당뇨병에도 효과적인 혈자리입니다. 족삼리 혈의 위치는 무릎 바깥쪽을 이은 선에서 아래로 손가락 네 마디만큼 내려간 곳에 위치한 혈자리입니다. 좌우 모두 눌러 줍니다.(합곡혈과 태충혈을 같이 눌러 주면 더욱 효과적입니다.)

코 막힘, 콧물 재채기

환절기마다 비염으로 고생하는 아이들이 많습니다. 아니면 감기에 걸릴 때마다 콧물, 재채기, 코 막힘이 먼저 생기는 경우도 있습니다. 이때 효과적으로 관리할 수 있는 혈자리입니다.

(1) 상성혈

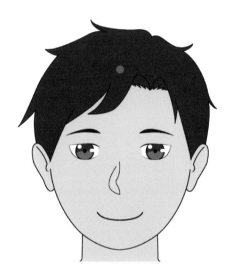

상성혈은 한자 그대로 해석하면 上星穴, 즉 머리 위의 별이라는 의미입니다. 그만큼 머리를 맑게 해 주는 혈자리입니다. 특히 코와 연결되어 있어 이

후 설명할 영향혈과 함께 자극해 주면 비염 증상에 즉각적인 효과가 있습니다. 그리고 얼굴에 열감이 있거나 눈 충혈 등에도 효과적인 혈자리입니다. 상성혈의 위치는 이마 위에 머리 라인 정가운데에서 2cm 정도 올라간 곳의 정중앙 부분을 눌러 줍니다.

(2) 인당혈

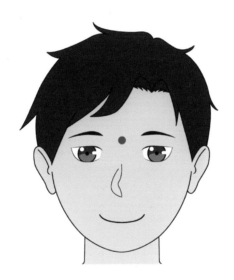

인당혈은 막힌 것을 뚫어 주고 부은 곳을 가라앉히는 효능이 있습니다. 그래서 코 막힘, 축농증, 천식에 효과적입니다. 머리를 맑게 해 주는 효능이 있어 두통, 어지러움, 현기증에도 좋습니다. 그리고 마음을 편안하게 해 주는 효과가 있어 불면증, 우울증에도 좋은 혈자리입니다. 인당혈의 위치는 눈썹 사이의 정중앙입니다. 양 엄지로 부드럽게 눌러 줍니다.

(3) 영향혈

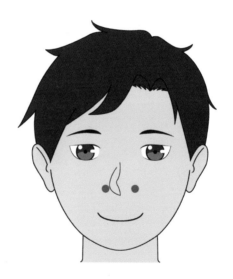

영향혈은 코를 튼튼하게 해 주는 데 가장 좋은 혈자리입니다. 코 주변의 혈액 순환을 도와줘서 코 막힘, 콧물, 재채기 등의 증상을 완화시켜 줍니다. 코골이에도 효과적이며 팔자 주름을 없애는 데도 많은 도움을 줍니다. 영향혈의 위치는 콧방울 옆의 팔자 주름이 시작되는 곳입니다.

눈 충혈, 안구 건조증, 다크서클

뇌에서 받아들이는 오감 중에서 시각 신호가 차지하는 비율이 70%가 넘습니다. 그만큼 눈은 가장 예민하고 스트레스를 많이 받는 부위입니다. 그런데 요즘 아이들의 눈은 더욱 쉴 틈이 없습니다. 학교와 학원에서는 하루 종일 공부를 하고, 쉴 때는 틈틈이 스마트폰을 봅니다. 자는 시간을 제외하고는 눈이 쉴 틈이 없습니다. 눈이 피로하면 집중력 저하로 인해 공부에도 안 좋은 영향을 미칩니다. 이런 경우 눈을 좋아지게 하는 경혈들을 마사지해 주면 지친 눈의 피로를 회복시켜 주는 데 좋습니다.

(1) 찬죽혈

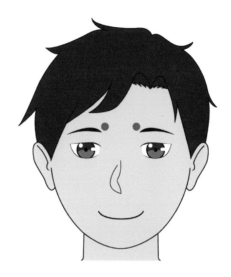

찬죽혈은 눈이 피로할 때 효과적인 혈입니다. 눈 주변의 혈액 순환을 도와
주고 눈을 맑게 해 줍니다. 그래서 안구 건조, 눈 주변 부종을 낫게 하는 효과
가 있습니다. 찬죽혈은 눈썹 안쪽의 끝부분에 있습니다.

(2) 사죽공

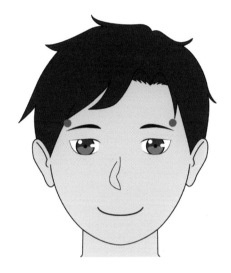

    사죽공혈은 눈뿐만 아니라 머리의 혈액 순환까지 좋아지게 합니다. 그래서 눈을 맑게 해 주면서 머리도 함께 맑게 해 주는 효과가 있습니다. 안구 건조증, 안면 마비, 눈병 등에 효과적입니다. 그리고 두통, 현기증, 어지럼증에도 좋습니다.

(3) 사백혈

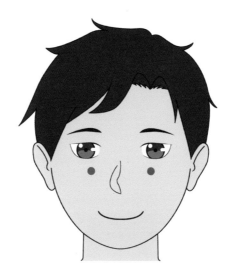

사백혈은 눈을 밝게 해 준다고 알려진 혈자리입니다. 눈의 기름샘, 눈물샘을 함께 자극해서 안구 건조증에 특히 효과가 좋습니다. 시력 저하를 막아 주고, 다크서클 관리에도 효과적입니다. 사백혈은 눈동자 바로 아래 3cm 정도 내려간 곳에 있습니다. 주변을 눌러보면 움푹 들어간 곳을 만질 수 있습니다. 그 자리가 바로 사백혈입니다.

에필로그. 엄마의 마음이 온전히 아이에게 전달되었으면 좋겠습니다

　많은 아이들을 상담하고 치료하면서 느낀 공통점이 있습니다. 엄마는 아이가 걱정되고 신경 쓰여서 의사 선생님한테 이것저것 하나라도 더 물어봅니다. 정작 당사자인 아이들은 시큰둥하고 빨리 집에 가고 싶다는 표정을 짓고 있습니다. 이런 상황이 이해가 되면서도 안타까웠습니다. 아직 어리기 때문에 엄마의 마음을 다 아는 것은 불가능합니다. 하지만 적어도 아이가 애쓰는 엄마의 모습을 바라봐 주면 좋겠다는 생각이 들었습니다.

　저는 한의사이자 재활 교정 전문가입니다. 그런데 이 책을 보고 저에게 찾아왔으면 하는 마음은 전혀 없습니다. 오히려 저에게 올 필요 없게, 어느 병원에도 갈 필요 없게 하는 것이 이 책의 목표입니다. 그래서 아이를 신경 쓰는 엄마의 마음이 다른 누군가에게 의지하는 것이 아니라 온전하게 아이에게 모두 전달되었으면 합니다. 그러기 위해서는 엄마 스스로가 전문가가 되어야 합니다. 이 책은 그런 엄마를 위한 책입니다. 공부하듯이 외울 필요는 없습니다. 책장 안에 두었다가 아이가 불편할 때 혹은 아이와 교감하고 소통하고 싶을 때 설명서 보듯이 꺼내서 보고 따라 하는 것만으로도 충분합니다.

아이는 엄마의 보물이고, 엄마는 아이의 빛입니다. 아이를 더 건강하게, 더 훌륭하게 만들어 주기 위한 내용을 썼지만, 사실은 엄마와 아이가 서로 교감하고 소통하며 더 가까워졌으면 하는 마음을 담았습니다. 단순히 아이만을 위한 책이 아니라 엄마와 아이 모두를 위한 책이 되었으면 합니다.

한의사가 들려주는

아이 체형 관리 공식

우리 아이 평생 체형을 위한 바른 습관 만들어 주기

초판인쇄 2023년 1월 30일
초판발행 2023년 1월 30일

지은이 이용현
펴낸이 채종준
펴 낸 곳 한국학술정보(주)
주   소 경기도 파주시 회동길 230(문발동)
전   화 031-908-3181(대표)
팩   스 031-908-3189
홈페이지 http://ebook.kstudy.com
E-mail 출판사업부 publish@kstudy.com
등   록 제일산-115호(2000. 6. 19)

ISBN   979-11-6801-999-7 13510

이담북스는 한국학술정보(주)의 학술/학습도서 출판 브랜드입니다.
이 시대 꼭 필요한 것만 담아 독자와 함께 공유한다는 의미를 나타냈습니다.
다양한 분야 전문가의 지식과 경험을 고스란히 전해 배움의 즐거움을 선물하는 책을 만들고자 합니다.